BLESSURE DE L'ABANDON:

DEVENIR UNE AUTRE PERSONNE

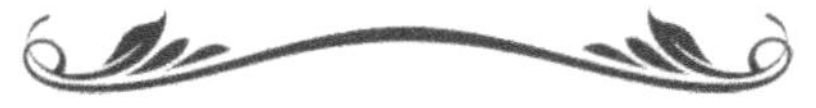

SIMONE GOLHEYMAN

CONTENTS

INTRODUCTION

Après le voyage introspectif que j'ai partagé dans mon premier livre, Dépendance affective : Se libérer de l'emprise, je pensais avoir atteint une compréhension complète de mes défis émotionnels. Pourtant, il s'est avéré qu'un aspect plus profond de mon être restait inexploré. Lors d'une discussion sincère avec Isabelle, qui avait déjà joué un rôle crucial dans ma prise de conscience initiale, elle a soulevé une possibilité qui a immédiatement capté mon attention. « Simone, as-tu envisagé que tes problèmes puissent être liés à une blessure d'abandon ? » Ses mots ont résonné en moi, éveillant une série de questions et d'interrogations sur moi-même.

Cette interrogation d'Isabelle a agi comme un catalyseur, m'amenant à réfléchir sur des aspects de ma vie que je n'avais pas encore considérés. L'idée d'une blessure d'abandon cachée derrière les symptômes de la dépendance affective a commencé à prendre forme dans mon esprit. « Il est vrai que j'ai souvent ressenti une sorte de peur d'être laissée pour compte, sans raison apparente », lui ai-je confié lors d'une conversation suivante. Elle écoutait attentivement, m'encourageant à explorer ces sentiments plus avant.

Motivée par cette nouvelle perspective et guidée par mon désir de compréhension, j'ai décidé de me pencher sur la notion de blessure d'abandon. Ayant déjà traversé le chemin complexe de la dépendance affective, je me sentais prête à affronter cette nouvelle facette de mon histoire personnelle. « Peut-être qu'en comprenant cette blessure d'abandon, je pourrais trouver des réponses à des questions que je ne me suis même pas encore posées », ai-je réfléchi. Cette étape n'était pas seulement une continuation de mon cheminement personnel, mais une opportunité pour parvenir à une compréhension plus profonde de moi-même et de mes relations.

J'ai eu une révélation

La première fois que j'ai entendu parler de la blessure de l'abandon, ce concept me semblait éloigné de ma réalité. C'était lors d'une de nos conversations habituelles qu'Isabelle a mentionné cette possibilité. « Tu sais, Simone, je me demande si ce que tu vis n'est pas lié à une peur de l'abandon », m'a-t-elle suggéré avec prudence. Cette idée, tout aussi nouvelle et quelque peu surprenante qu'elle fût, a commencé à s'imposer dans mon esprit à mesure que j'y réfléchissais. Plus j'explorais ce concept, plus je trouvais de résonance avec mes expériences et mes émotions. La peur de l'abandon, bien qu'occultée par mes comportements de dépendance affective, était une réalité profonde qui avait influencé ma vie sans que je ne m'en aperçoive pleinement.

Cette prise de conscience a été un moment décisif. « Je commence à voir des motifs dans ma vie que je n'avais jamais reliés auparavant », ai-je confié à Isabelle lors d'un échange suivant. « C'est comme si chaque expérience difficile, chaque relation brisée avait en quelque sorte été teintée par cette crainte d'être abandonnée. » Elle m'écoutait attentivement, hochant la tête en signe de compréhension. Cette peur de l'abandon avait été un fil conducteur discret, mais omniprésent, tout au long de ma vie, se manifestant dans mes relations, mes réactions émotionnelles et mes choix.

Cette révélation sur la blessure d'abandon a ouvert une nouvelle voie de réflexion et de guérison pour moi. J'ai réalisé qu'il ne s'agissait pas seulement d'aborder ma dépendance affective, mais aussi de comprendre et de traiter cette peur sous-jacente d'être abandonnée. « Je pense que c'est le début d'un nouveau chapitre, un où je peux vraiment commencer à guérir », ai-je dit à Isabelle. Elle a acquiescé, me soutenant dans mon engagement à explorer cette nouvelle dimension de mon être. Comprendre la blessure d'abandon est devenu pour moi un objectif clé, pour surmonter ma dépendance affective, ainsi que pour atteindre une forme de paix et de stabilité émotionnelle plus profonde.

Comprendre pour guérir

Je me suis plongée dans une étude approfondie, parcourant livres et articles, et absorbant tout ce qui pouvait éclairer cette partie de moi jusqu'alors inexplorée. « Tu sais, Simone, il y a tellement à découvrir sur soi-même quand on creuse un peu », m'a dit Isabelle un jour alors que je partageais avec elle mes dernières lectures. Ses mots résonnaient en moi tandis que je continuais à fouiller dans les profondeurs de mon passé, analysant comment chaque interaction, chaque émotion pouvait être liée à cette crainte profonde de l'abandon.

À travers cette introspection, j'ai commencé à voir des liens clairs entre mes expériences passées et mes comportements actuels. La blessure de l'abandon, bien que souvent dissimulée, était une force sous-jacente influençant mes relations, mes choix et ma vision de moi-même. « Je me rends compte que beaucoup de mes réactions et de mes peurs ne viennent pas de nulle part, elles sont enracinées dans cette crainte d'être abandonnée », ai-je expliqué à Isabelle à l'occasion d'une conversation profonde. Elle écoutait, offrant un soutien silencieux mais puissant, alors que je faisais le lien entre mes peurs d'abandon et mes relations passées et présentes.

Cette compréhension de la blessure d'abandon était comme ouvrir une fenêtre sur mon âme, laissant entrer la lumière dans des recoins jusqu'alors obscurs. J'ai réalisé que, pour guérir véritablement et construire des relations saines et équilibrées, je devais non seulement reconnaître cette blessure, mais aussi apprendre à y faire face. « Cela va être un processus, mais je suis prête à le faire », ai-je confié à Isabelle. Elle m'a regardée, les yeux emplis d'encouragement. « Je sais que tu peux le faire, et je serai là à chaque étape », a-t-elle répondu. Avec cette nouvelle compréhension de la blessure d'abandon, je me sentais enfin prête à avancer vers un avenir où je pourrai me libérer de ces chaînes invisibles et vivre une vie pleine et épanouie.

Admettre que j'étais affectée par la blessure d'abandon n'a pas été facile. Cela m'a confrontée à de nouvelles vérités inconfortables sur moi-même et mes relations. Cependant, cette prise de conscience était un pas nécessaire sur mon chemin de guérison. Elle m'a ouvert les portes d'un nouveau voyage vers l'autonomie émotionnelle et des relations plus saines.

Comprendre la blessure d'abandon est crucial pour quiconque cherche à guérir et à évoluer. C'est un processus qui nous permet de mettre en lumière les parties cachées de notre âme, de comprendre nos réactions et nos comportements. Cette compréhension est la clé pour défaire les chaînes de nos peurs et pour construire des relations plus équilibrées et authentiques.

Ce livre vous guidera à travers votre propre guérison

Ce livre est bien plus qu'un simple récit de mon expérience personnelle ; il se veut être un guide pour tous ceux qui cherchent à surmonter leur propre blessure d'abandon. Je comprends la complexité et la douleur liées à cette expérience, et mon objectif est de partager avec vous les connaissances, les outils et les stratégies qui m'ont aidée dans mon processus de guérison. Vous y trouverez des conseils pratiques, des exercices de réflexion et des méthodes pour vous aider à progresser dans votre chemin vers la guérison. Chaque chapitre a été conçu pour vous accompagner pas à pas, de la reconnaissance de vos propres blessures à la construction d'un avenir plus serein et équilibré.

L'importance de comprendre la blessure d'abandon et ses effets sur votre vie ne peut être sous-estimée. Ce livre vous aidera à identifier les signes et les symptômes, et vous guidera vers une meilleure compréhension de vos schémas comportementaux et émotionnels. Vous découvrirez comment cette blessure peut influencer vos relations et votre estime de soi, et vous apprendrez des techniques pour la reconnaître et y faire face. Ce processus de découverte et de compréhension est essentiel pour entamer la route de la guérison.

Une partie cruciale de votre guérison de la blessure d'abandon implique le renforcement de votre estime de soi. Dans ce livre, vous trouverez des stratégies éprouvées pour cultiver une image de soi plus positive et pour vous affirmer dans vos relations. Des exercices pratiques et des réflexions personnelles vous aideront à reconstruire votre confiance en vous et à apprendre à vous valoriser indépendamment de l'approbation des autres. Ces outils sont conçus pour vous aider à devenir plus fort, plus autonome et plus en paix avec vous-même.

Enfin, ce livre vise à vous aider à établir et à maintenir des relations saines et équilibrées. Vous apprendrez comment la blessure d'abandon peut affecter vos interactions avec les autres et comment créer des relations basées sur le respect mutuel et l'équilibre. Je partagerai avec vous des conseils pour communiquer efficacement, fixer des limites saines, et cultiver des relations enrichissantes. En suivant ces principes, vous pourrez progresser vers une vie où vos relations sont une source de joie et de soutien, non de peur ou d'insécurité.

xiv

PARTIE 1 - COMPRENDRE LA BLESSURE DE L'ABANDON

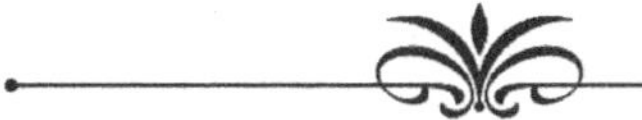

CHAPITRE 1 :
IDENTIFIER LA BLESSURE
DE L'ABANDON

1.1 Qu'est-ce que la blessure de l'abandon ?

La blessure de l'abandon est un concept complexe, mais essentiel à comprendre pour quiconque cherche à se libérer des chaînes invisibles de l'insécurité émotionnelle. Elle désigne un sentiment profond d'insécurité et de peur lié à l'idée d'être laissé pour compte, rejeté, ou séparé des personnes à qui l'on tient. Cette blessure peut se manifester à différents niveaux et dans divers aspects de la vie d'un individu, influençant ses relations, sa perception de soi et ses interactions avec le monde extérieur.

D'où provient cette blessure ?

La blessure d'abandon trouve souvent ses racines dans les premières années de la vie. L'enfance est une période cruciale où le sentiment de sécurité et d'attachement se forme. Dans de nombreux cas, cette blessure émerge lorsque les besoins affectifs fondamentaux d'un enfant ne sont pas satisfaits par ses parents ou ses tuteurs. Cela peut être le résultat d'un abandon physique, où l'enfant est laissé à lui-même, mais aussi d'une négligence émotionnelle moins visible, comme un manque d'attention, d'affection ou de soutien. Des situations familiales complexes, telles que des divorces conflictuels, des maladies, ou des problèmes de dépendance, peuvent également contribuer à cette sensation d'abandon chez l'enfant.

Pour moi, la racine de ma blessure d'abandon remonte clairement à mon enfance, une période où l'on forge notre sentiment de sécurité et d'attachement. C'est le divorce de mes parents qui a été le véritable déclencheur de cette blessure. Cette période tumultueuse a créé un vide affectif profond, car mes besoins fondamentaux d'affection et de soutien n'ont pas été pleinement satisfaits.

Leur divorce n'a pas seulement représenté leur séparation, mais aussi un abandon émotionnel. Les disputes, le stress et l'incertitude de cette période ont laissé peu de place pour s'occuper de mes besoins, comme enfant. Je me suis retrouvée dans une situation où je me sentais négligée et oubliée, alors que mes parents étaient absorbés par leurs propres défis.

Tout ceci a instillé en moi un sentiment d'insécurité et la peur d'être à nouveau abandonnée, des sentiments qui ont continué à influencer mes relations et mes interactions à l'âge adulte. Cette expérience du divorce, avec ses conséquences émotionnelles, a été le point de départ de ma blessure d'abandon.

La perception de l'abandon est profondément subjective. Ce qui peut représenter un sentiment d'abandon pour un enfant peut ne pas l'être pour un autre. Chaque enfant réagit différemment en fonction de sa personnalité, de son environnement et de sa capacité à faire face aux situations difficiles. Certains enfants peuvent ressentir un sentiment d'abandon même en présence de soins physiques adéquats, simplement parce que leurs besoins émotionnels ne sont pas pleinement satisfaits.

D'ailleurs, la blessure d'abandon n'est pas exclusivement liée à l'enfance. Elle peut également se développer ou se renforcer à l'âge adulte à la suite d'événements traumatisants. La perte d'un être cher, une séparation ou un divorce douloureux, ou bien l'expérience du rejet social ou professionnel peuvent raviver ou créer un sentiment d'abandon. Ces expériences peuvent réactiver des peurs et des insécurités enfouies, même chez ceux qui n'ont pas vécu d'abandon significatif durant leur enfance.

Reconnaître et comprendre l'origine de la blessure d'abandon est un pas essentiel vers la guérison. En identifiant les sources de cette blessure, qu'elles soient enfouies dans l'enfance ou enracinées dans des expériences plus récentes, on peut commencer à travailler sur la résolution de ces sentiments profonds d'insécurité et de peur. Cela implique souvent de revisiter et de reconsidérer les expériences passées sous un nouveau jour, d'apprendre à comprendre et à exprimer les émotions liées à ces expériences, et de développer de nouvelles stratégies pour construire des relations plus sûres et plus satisfaisantes à l'avenir.

Les symptômes

Dans ma propre expérience, vivre avec la blessure d'abandon a été un chemin semé d'embûches et de révélations. Un des symptômes les plus criants était ma peur intense de la solitude. Ce n'était pas simplement une préférence pour la compagnie ; c'était une angoisse profonde à l'idée d'être seule, un sentiment d'être incomplète sans les autres. « Tu sembles toujours chercher l'approbation des gens autour de toi, tu ne te sens jamais bien toute seule », m'avait fait remarquer Isabelle un jour. Ses mots avaient résonné en moi, car ils mettaient en lumière ce besoin excessif d'approbation et d'attention que je cherchais constamment.

Ces symptômes s'étendaient à mes relations où je m'accrochais souvent à des liens mêmes toxiques, par peur de l'abandon. Je me rappelle avoir discuté avec Isabelle de mes relations passées, et elle m'avait doucement suggéré, « Peut-être que ces relations ne sont pas ce que tu mérites, mais tu y restes parce que l'idée d'être seule te terrifie plus que le malheur qu'elles t'apportent. » Ses mots avaient été difficiles à entendre, mais ils m'avaient aidée à réaliser ma tendance à rester dans des situations néfastes par crainte de l'isolement.

La difficulté à faire confiance aux autres et une anxiété relationnelle constante faisaient également partie de mon quotidien. Chaque nouvelle relation était un champ de mines d'insécurités et de doutes, me laissant souvent dans un état d'alerte et de stress. « Je ne sais jamais si je peux vraiment faire confiance ou si je vais être blessée à nouveau », avais-je confié à Isabelle lors d'une conversation sincère.

Ces symptômes, profondément enracinés, n'étaient pas de simples passades. Ils étaient le reflet d'une blessure plus profonde qui influençait mes choix et mes relations. Dans les chapitres suivants, je développerai davantage sur ces symptômes et sur les stratégies pour les gérer. Ma prise de conscience a été la première étape vers la guérison, m'ouvrant la voie vers une meilleure compréhension de moi-même et vers des relations plus saines.

Évidemment, la blessure d'abandon peut se manifester différemment selon les individus. Chacun réagit à sa manière face à ces sentiments d'insécurité et de peur. Ce que j'ai vécu n'est qu'un exemple parmi tant d'autres, et il est possible que votre expérience avec cette blessure diffère de la mienne. « Chacun ressent et gère la peur de l'abandon à sa façon, Simone », m'avait expliqué Isabelle. « Ce que tu vis est unique à ton histoire personnelle. » C'est une réalité essentielle à comprendre pour ceux qui cherchent à guérir de cette blessure. Dans le prochain chapitre, nous explorerons la diversité des expériences liées à la blessure d'abandon, offrant ainsi une perspective plus large et des outils adaptés à chacun pour aborder cette condition complexe.

Peut-on en guérir ?

Le chemin vers la guérison de la blessure d'abandon est compliqué et exige un engagement profond envers soi-même. Le premier pas, et peut-être le plus crucial, est de reconnaître et d'accepter que cette blessure fait partie de votre histoire. Cette étape n'est pas anodine ; elle demande courage et honnêteté. Pour ma part, admettre que j'étais affectée par cette blessure a été un moment difficile mais libérateur. « Reconnaître ta blessure est la première étape pour la guérir », m'avait rappelé Isabelle. C'est en acceptant cette part de moi que j'ai pu commencer à travailler sur ma guérison.

Comprendre les origines de cette blessure est la clé pour défaire les nœuds du passé. Ce travail de compréhension implique souvent de revisiter des souvenirs douloureux, de reconnaître des schémas destructeurs et de comprendre comment ils se sont formés. Pour certains, cela peut signifier un travail en thérapie, où un professionnel peut aider à naviguer dans ces eaux troubles. Pour d'autres, cela peut être un processus d'autoréflexion, de méditation ou de journalisation. J'ai trouvé que l'écriture de mes pensées et de mes émotions était une façon puissante de comprendre et de traiter mes expériences.

Enfin, développer une sécurité intérieure est un élément essentiel de la guérison. Cela signifie apprendre à se valoriser, à renforcer son estime de soi et à construire une indépendance émotionnelle. Ce processus peut inclure des pratiques telles que la pleine conscience, l'affirmation de soi et la définition de limites saines dans les relations. « Se sentir en sécurité avec soi-même est la clé pour ne plus craindre l'abandon », m'avait expliqué un thérapeute. En travaillant sur moi-même, j'ai appris à me sentir plus complète et moins dépendante des autres pour mon sentiment de valeur et de sécurité.

La guérison de la blessure d'abandon est certes un parcours exigeant, mais c'est également un voyage enrichissant vers une plus grande autonomie et des relations plus saines. Avec un soutien adéquat, qu'il soit professionnel ou personnel, et un engagement envers le processus de guérison, il est possible de surmonter la peur de l'abandon et d'ouvrir la voie à une vie épanouie et équilibrée.

1.2 Comment la reconnaître ?

Reconnaître la blessure de l'abandon n'est pas toujours évident, car elle peut se manifester de manière variée chez chaque individu. Cependant, il existe certains signes et comportements qui sont souvent associés à cette blessure profonde.

Les signes physiques

La blessure d'abandon, bien qu'étant principalement une blessure émotionnelle et psychologique, peut également se manifester à travers divers symptômes physiques. Ces manifestations corporelles sont souvent des réactions au stress émotionnel intense que l'on éprouve lorsqu'on est confronté à des situations perçues comme menaçantes pour notre sentiment de sécurité affective. Pour ma part, la sensation la plus courante était un nœud constant dans l'estomac, une manifestation physique de l'anxiété et de la peur que je ressentais face à la possibilité d'être seule ou rejetée. C'était comme si mon corps réagissait à la douleur émotionnelle par une douleur physique, rendant l'expérience de l'abandon encore plus palpable.

Ces symptômes physiques peuvent varier grandement d'une personne à l'autre. Certains individus peuvent éprouver des palpitations cardiaques, un signe que leur corps est en état d'alerte, se préparant à faire face à une menace perçue. D'autres peuvent avoir des maux de tête fréquents, des tensions musculaires, ou même des problèmes de digestion en réponse au stress émotionnel. Les troubles du sommeil sont également communs ; les inquiétudes et les peurs peuvent envahir l'esprit, rendant le repos nocturne agité ou insuffisant. Dans mon cas, les nuits étaient régulièrement entrecoupées de réveils, mon esprit tourmenté par des pensées anxieuses sur mes relations et ma valeur personnelle.

Ces signes font partie intégrante de la blessure d'abandon. Ils ne sont pas seulement des symptômes désagréables, mais aussi des indicateurs de l'état émotionnel sous-jacent. En les identifiant et en les comprenant, nous pouvons commencer à s'occuper de la racine du problème. Cela implique souvent de travailler à la fois sur le plan émotionnel et physique, en utilisant des techniques de relaxation, de méditation, ou même en cherchant l'aide d'un professionnel de santé si nécessaire. Reconnaître et traiter ces symptômes physiques est une étape clé vers la guérison globale de la blessure d'abandon.

Les manifestations psychologiques

La blessure d'abandon impacte profondément le psychisme, souvent de manière subtile et insidieuse. Un des symptômes les plus frappants est un sentiment d'insécurité presque constant. Cette insécurité peut se manifester sous forme de doutes persistants sur sa propre valeur et sur la fiabilité des autres. Personnellement, je me suis parfois retrouvée prise dans un tourbillon de questionnements sur mon importance pour les autres, me demandant sans cesse si j'étais suffisamment digne d'amour et d'attention. « Est-ce que les autres me considèrent vraiment ? » ou « Suis-je juste un choix par défaut pour eux ? » étaient des pensées récurrentes qui me hantaient, sapant ma confiance en moi et dans mes relations.

En plus de l'insécurité, la blessure d'abandon peut conduire à une rumination constante. Les pensées négatives sur soi-même et sur les relations peuvent sembler incessantes, tournant en boucle dans l'esprit. Pour moi, ces ruminations prenaient souvent la forme d'autocritique et d'analyse excessive de mes interactions avec les autres. Chaque mot, chaque geste de ceux autour de moi était décortiqué et interprété à travers le prisme de ma peur d'être abandonnée. Cette tendance à la rumination alimentait un cycle d'anxiété relationnelle, où chaque nouvelle interaction était source de stress et de doute.

Cette faible estime de soi et cette tendance à l'autoréflexion négative ont des répercussions profondes sur le bien-être psychologique. Elles peuvent mener à un isolement social, non pas par désir de solitude, mais par peur de l'échec et du rejet. Dans mon expérience, je me suis souvent retrouvée à éviter certaines situations sociales, ce n'est pas parce que je ne recherchais pas la compagnie des autres, mais plutôt que l'angoisse de ne pas être acceptée ou aimée était trop pesante.

Les réactions émotionnelles

Lorsqu'on vit avec une blessure d'abandon, les émotions peuvent devenir un terrain particulièrement sensible et réactif. Cette hypersensibilité se manifeste souvent dans la manière dont on interprète les paroles et les actions des autres. Pour quelqu'un comme moi, touchée par cette blessure, les commentaires et les comportements qui pourraient sembler anodins à d'autres prennent une dimension beaucoup plus importante. Un mot mal placé, un regard distrait, ou même un message non répondu peuvent être perçus comme des signes précurseurs d'abandon ou de rejet. « Est-ce que j'ai dit quelque chose de mal ? », « Pourquoi n'a-t-il pas répondu à mon message ? » étaient des questions qui me tourmentaient régulièrement, me laissant dans un état d'angoisse et d'incertitude.

Ces réactions émotionnelles sont souvent disproportionnées par rapport à la situation réelle. Des événements mineurs peuvent déclencher des réponses émotionnelles intenses, telles que la tristesse profonde, l'anxiété, voire la panique. Dans mon expérience, l'idée même d'une séparation temporaire d'avec mes proches pouvait déclencher une vague d'émotions intenses. La perspective de passer un week-end seule, par exemple, pouvait me plonger dans un état de tristesse et de solitude accablantes, même si logiquement, je savais que cette séparation n'était que temporaire et sans conséquence réelle.

Ces réactions émotionnelles extrêmes peuvent être déroutantes et difficiles à gérer, tant pour la personne qui les vit que pour son entourage. Elles peuvent conduire à des malentendus et des tensions dans les relations, alimentant ainsi le cycle de la peur de l'abandon.

Des comportements qui ne mentent pas

Les comportements adoptés par ceux qui portent en eux la blessure d'abandon sont souvent des indicateurs clairs de leur lutte intérieure. Un des signes les plus manifestes est la dépendance excessive dans les relations. Cette dépendance se traduit par un besoin constant d'être en relation, parfois au point de s'accrocher à des liens malsains ou déséquilibrés. Dans mon expérience, je me reconnaissais dans cette tendance à chercher sans cesse l'approbation et la présence des autres. « Tu as l'air de ne jamais vouloir être seule ; es-tu vraiment heureuse dans ces relations, ou as-tu peur de l'abandon ? », m'avait un jour demandé Isabelle, pointant du doigt mon besoin apparemment insatiable de rassurance et d'affection.

Parallèlement, une autre manifestation courante est le besoin constant de rassurance dans les relations. Ce besoin peut se manifester par des demandes répétées de confirmation des sentiments des autres, ou une quête incessante de preuves d'attachement. « Es-tu sûr que tu tiens à moi ? » était une question que je posais fréquemment, reflétant mon insécurité profonde et ma crainte de l'abandon.

Curieusement, il existe également un comportement d'évitement, où certains choisissent de se tenir à distance des relations intimes pour éviter la douleur potentielle de l'abandon. Bien que cela ne fût pas mon cas, je comprends cette réaction comme une forme de protection. Ces individus peuvent sembler froids ou distants, mais en réalité, leur comportement est une armure contre la vulnérabilité de l'attachement. Ils évitent de s'impliquer émotionnellement pour ne pas revivre les douleurs du passé, une stratégie de survie qui, bien que compréhensible, peut les priver de relations enrichissantes et authentiques.

Ces comportements, qu'ils soient de dépendance ou d'évitement, sont des mécanismes de défense mis en place pour gérer la peur profonde de l'abandon. Il faut reconnaître ces schémas pour entamer le chemin de la guérison.

Nous sommes tous différents

La blessure d'abandon, bien qu'elle partage des traits communs, se manifeste de manière unique chez chaque individu. Cette diversité dans les expériences et les réactions est un aspect crucial à reconnaître pour quiconque cherche à comprendre et à guérir de cette blessure profonde. Dans mon cas, par exemple, la recherche de l'approbation et de la présence constante des autres était ma façon de gérer la peur de l'abandon. Cependant, cette même blessure peut en conduire certains à des comportements complètement opposés, comme l'isolement volontaire et l'évitement des relations, dans le but de se protéger contre la douleur potentielle d'être abandonné. « Chacun gère sa peur de l'abandon à sa manière », m'avait expliqué Isabelle, soulignant l'importance de comprendre ces différences individuelles.

Les réactions à la blessure d'abandon sont influencées par une multitude de facteurs, y compris l'histoire personnelle, les expériences passées, et les traits de personnalité. Certaines personnes peuvent développer une hyperindépendance, évitant de compter sur les autres pour quoi que ce soit, tandis que d'autres peuvent devenir excessivement dépendantes et se sentir incapables de faire face à la vie seules. Ces différences ne sont pas simplement des choix conscients, mais plutôt des réactions profondément enracinées à la douleur et à l'insécurité causées par la blessure d'abandon.

1.3 Des impacts sur les émotions et les comportements

La blessure de l'abandon exerce une influence considérable sur nos émotions et nos comportements, souvent de manière plus profonde et plus complexe que nous ne le réalisons. Pour moi, reconnaître et comprendre ces impacts a été un élément clé de mon processus de guérison.

Mes émotions en ont pris un coup

L'impact de la blessure d'abandon sur mes émotions a été profond et perturbateur, me plongeant dans un état de sensibilité exacerbée et d'instabilité émotionnelle. Les réactions qui auraient dû être modérées se transformaient en tempêtes intérieures, me faisant vivre des hauts et des bas extrêmes pour des raisons qui, à y regarder de plus près, semblaient triviales. « Tu as l'air de prendre cette remarque très à cœur, est-ce que tout va bien ? », m'avait demandé Isabelle un jour, après avoir observé ma réaction démesurée à un commentaire apparemment anodin lors d'une soirée entre amis. Sa question m'avait fait prendre conscience de la manière dont je laissais ces incidents mineurs perturber profondément mon équilibre émotionnel.

Cette hypersensibilité était un fardeau constant, me rendant vulnérable à une variété d'émotions intenses et fréquemment inconfortables. Un mot, un regard, ou même le ton d'une voix pouvait déclencher en moi une vague d'émotions disproportionnées. « Je ne comprends pas pourquoi je réagis comme ça », confiais-je souvent à Isabelle, me sentant dépassée par mes propres réactions. Elle m'écoutait avec patience et empathie, m'aidant à voir que ces réactions étaient enracinées dans ma peur profonde d'être abandonnée, un sentiment qui colorait énormément ma perception des événements et des interactions quotidiennes.

Le plus difficile était de gérer cette instabilité émotionnelle au quotidien. Elle influençait non seulement ma perception de moi-même, mais aussi mes relations avec les autres. Je me retrouvais souvent à m'excuser pour mes réactions, me sentant embarrassée par l'intensité de mes émotions. « Il est normal de ressentir des émotions fortes, mais il est important de comprendre d'où elles viennent », m'avait gentiment rappelé Isabelle lors d'une de nos nombreuses conversations. Reconnaître et accepter cette hypersensibilité comme une partie de ma blessure d'abandon était le premier pas vers une meilleure gestion émotionnelle, un parcours que je détaillerai dans les prochains chapitres pour partager les stratégies qui m'ont aidée à trouver un équilibre émotionnel plus sain.

Des relations difficiles à gérer

L'influence de la blessure d'abandon sur mes comportements était manifeste et souvent difficile à gérer. J'avais une tendance marquée à former des liens instantanément, une quête presque frénétique pour l'attachement et la connexion. Cette propension à m'attacher rapidement n'était pas un signe d'une nature ouverte ou sociable, mais plutôt une réponse à ma peur profonde de l'abandon. « Tu sembles rechercher l'approbation des autres de manière constante. Est-ce que tu penses que cela pourrait être lié à ta peur d'être laissée seule ? », m'avait demandé Isabelle un jour, après avoir observé mes interactions lors d'un événement social. Sa question avait fait écho à mes propres interrogations intérieures. J'avais réalisé que ma précipitation à tisser des liens n'était pas motivée par un véritable désir de proximité, mais plutôt par une tentative désespérée de combler un vide intérieur, de m'assurer que je ne serais pas abandonnée.

Cette habitude de m'attacher rapidement aux gens s'accompagnait souvent d'un comportement de conformité, où je m'efforçais de plaire et de m'adapter aux attentes des autres, parfois au détriment de ma propre identité et de mes besoins. « Tu changes quand tu es avec certaines personnes. On dirait que tu n'es pas toi-même », m'avait fait remarquer Isabelle lors d'une de nos conversations. Elle avait raison. En y réfléchissant, je comprenais que ce comportement était une autre facette de ma peur de l'abandon. En m'adaptant aux désirs des autres, j'espérais inconsciemment me rendre indispensable, me protégeant ainsi de la douleur de l'abandon.

Ce comportement impulsif et cette conformité compulsive étaient des mécanismes de défense, des moyens inconscients de répondre à la menace perçue de l'abandon. Reconnaître ces schémas comportementaux était crucial pour mon processus de guérison. Comprendre que mes actions étaient motivées par une peur profondément ancrée m'a permis de commencer à travailler sur leur modification.

Prendre conscience de ces impacts émotionnels et comportementaux est essentiel pour entamer un réel travail de guérison. Comprendre comment la blessure d'abandon façonne nos réactions et nos interactions nous permet d'identifier les schémas destructeurs et de travailler à leur modification.

CHAPITRE 2 :
LES RACINES DE LA BLESSURE D'ABANDON

2.1 Tout commence dans l'enfance

Les origines de la blessure d'abandon prennent souvent racine dans notre plus tendre enfance. Cette blessure ne découle pas forcément de traumatismes évidents ou de grandes négligences ; elle peut aussi naître de nuances subtiles dans le comportement et les attitudes parentales. Ces détails, qui peuvent paraître insignifiants à première vue, sont en réalité capables de marquer profondément un enfant, influençant son développement émotionnel et ses relations futures.

En réfléchissant à mon propre passé, je me rends compte que ma blessure d'abandon n'est pas le résultat d'un abandon physique ou évident par mes parents. Ils étaient présents dans ma vie, mais leur présence n'était pas toujours synonyme de sécurité affective ou d'attention inconditionnelle. Il y avait des moments où je sentais que leur affection et leur soutien étaient conditionnels, dépendants de ma capacité à répondre à certaines attentes ou à accomplir certaines performances. « On dirait que tu étais constamment en train de chercher l'approbation de tes parents », m'avait, un jour, fait observer Isabelle, mettant en lumière cette tendance que j'avais de me conformer et de performer pour gagner leur amour et leur reconnaissance.

Cette recherche d'approbation, bien que semblant mineure en surface, avait en fait une influence considérable sur mon comportement et ma perception de moi-même. Il y avait des périodes où je me sentais négligée ou moins importante, des moments où la moindre attention de mes parents me paraissait être une récompense précieuse pour un comportement ou une réussite particulière. « Tu semblais toujours essayer de prouver ta valeur », avait ajouté Isabelle, soulignant l'impact de cette dynamique sur mon estime de moi. Ces moments de doute et cette quête constante d'affection conditionnelle ont tracé les contours de ma peur de l'abandon, une peur qui a continué à m'accompagner dans ma vie d'adulte.

Pas besoin de chercher le coupable

L'idée n'est pas de chercher un coupable ou de pointer du doigt nos parents. Il est important de reconnaître que de nombreux parents, malgré leurs meilleures intentions, peuvent, sans le vouloir, transmettre des sentiments d'insécurité ou de peur d'abandon à leurs enfants. Cette transmission n'est souvent pas intentionnelle, mais le résultat de leurs propres expériences et de leurs blessures non résolues, qui influencent, parfois inconsciemment, leur manière d'interagir avec leurs enfants.

Dans mon cas, comme Isabelle l'a souligné lors de nos discussions, mes parents n'avaient probablement pas conscience de l'impact de certains de leurs comportements ou de leurs exigences sur mon développement émotionnel. « Peut-être qu'ils agissaient selon leurs propres expériences et ne réalisaient pas comment cela t'affectait », avait-elle suggéré. Cette perspective m'a aidé à comprendre que, bien que certaines attitudes de mes parents aient contribué à ma blessure d'abandon, cela ne venait pas d'une intention de nuire. C'était plutôt le reflet de leurs propres luttes et insécurités.

Reconnaître et accepter que les dynamiques familiales, souvent complexes, peuvent avoir un impact sur notre propre développement émotionnel est un élément clé du processus de guérison. Cela implique de voir nos parents comme des êtres humains avec leurs histoires et leurs défis, plutôt que comme des figures infaillibles. Cette compréhension ne signifie pas excuser ou justifier leurs actions, mais plutôt prendre en compte le contexte plus large dans lequel ces comportements se sont produits.

En prenant conscience de ces influences, nous nous ouvrons à la possibilité de guérir de ces blessures passées. Cela nous permet de travailler sur nous-mêmes, de comprendre et de résoudre les problèmes non résolus qui peuvent influencer nos relations actuelles. Ce constat est le premier pas vers la construction de relations plus saines, plus équilibrées et plus sécurisantes. Elle nous invite à rompre avec les cycles de comportements et d'émotions hérités de notre enfance, nous permettant ainsi d'avancer vers un avenir plus épanoui et autonome.

2.2 Les anciennes relations qui marquent à jamais

Les relations que nous vivons tout au long de notre vie laissent des empreintes indélébiles, sculptant nos perceptions et influençant nos comportements futurs. Ces relations, qu'elles soient familiales, amicales ou amoureuses, peuvent agir comme des miroirs reflétant nos blessures les plus profondes, notamment celle de l'abandon. Dans mon cas, chaque relation passée a été une occasion d'apprendre sur moi-même, mais aussi une source potentielle de renforcement de ma peur de l'abandon.

La peur qui se reflète dans les relations

Au fil du temps, j'ai commencé à voir clairement comment ma peur de l'abandon avait teinté la majorité de mes relations passées. Isabelle avait mis le doigt sur une vérité douloureuse en me disant : « Tu sembles t'attacher si vite aux gens. » Ses mots m'avaient frappée, car ils reflétaient une réalité que je tentais d'éviter : ma propension à m'attacher rapidement et intensément à autrui, souvent guidée par une crainte profonde de la solitude. Chaque fois qu'une relation, amicale ou amoureuse, prenait fin, je me retrouvais face à une douleur vive, un rappel cruel de ma vulnérabilité et de ma peur de l'abandon. Ces fins laissaient des cicatrices émotionnelles, des traces indélébiles qui me rappelaient constamment ma peur de l'isolement et du rejet.

Ce schéma de m'attacher rapidement, de chercher désespérément la sécurité dans les bras des autres, n'était pas un trait unique à mon expérience. Beaucoup de personnes, qui portent en elles la blessure de l'abandon, partagent cette tendance. Lors d'une conversation sincère, une amie m'avait confié : « Je finis toujours par tomber dans les mêmes types de relations et je ne comprends pas pourquoi. » Ses mots avaient fait écho aux miens. Cette répétition de schémas relationnels n'était pas le fruit du hasard. Elle était plutôt le reflet d'une quête, souvent inconsciente, pour combler un vide intérieur, pour trouver un remède à cette peur latente de l'abandon.

L'identification de ce schéma récurrent dans nos relations est un élément crucial de la prise de conscience et de la guérison. Comprendre que nos choix relationnels sont souvent influencés, voire dictés, par cette crainte sous-jacente peut être un moment révélateur. « Il se pourrait que tu cherches à combler le vide causé par ta peur de l'abandon à travers ces relations », avait suggéré Isabelle. Cette prise de conscience était à la fois douloureuse et libératrice. Elle m'offrait une clé pour déchiffrer mes comportements et pour commencer à travailler sur des solutions plus saines.

Ainsi, reconnaître l'impact de la blessure d'abandon sur nos relations est un pas essentiel vers la transformation et la guérison. En prenant conscience de ces schémas, nous nous ouvrons à la possibilité de construire des relations plus saines et plus équilibrées, fondées non pas sur la peur et l'insécurité, mais sur le respect mutuel, l'amour propre et la compréhension.

Pour guérir, il faut d'abord comprendre

La première étape essentielle dans le processus de guérison de la blessure d'abandon est la compréhension. Il s'agit de prendre du recul pour analyser l'impact de cette blessure sur nos interactions et nos choix relationnels. « Tu devrais peut-être réfléchir à la raison de ton attachement rapide aux autres », m'avait suggéré Isabelle lors d'une de nos conversations profondes. Ses paroles m'ont poussée à examiner mes relations passées et présentes sous un angle différent, m'amenant à identifier des modèles répétitifs influencés par ma peur de l'abandon.

Cette prise de conscience des schémas est la clé pour débloquer notre potentiel de guérison. En reconnaissant et en comprenant les raisons profondes de nos comportements, nous pouvons commencer à les démanteler et à les remplacer par des stratégies plus saines. Cela implique souvent de se confronter à des vérités inconfortables sur soi-même, mais c'est une étape nécessaire pour avancer. « Voir ces modèles dans tes relations peut t'aider à comprendre et à changer », m'avait encouragée Isabelle, me rappelant l'importance de cette démarche introspective.

Avec cette compréhension vient la possibilité de construire des relations plus équilibrées, basées sur la confiance, le respect et un sentiment de sécurité émotionnelle. Il ne s'agit pas de trouver des relations parfaites, mais plutôt de développer une approche plus saine et plus autonome dans nos interactions. « Il est temps de penser à ce que tu veux vraiment dans une relation, et non pas ce que tu penses devoir rechercher pour éviter l'abandon », m'avait conseillé Isabelle. Cette réflexion m'a permis de commencer à définir mes propres besoins et mes attentes dans mes relations, plutôt que de me laisser guider par la peur.

En fin de compte, guérir de la blessure d'abandon est un processus qui mène vers une plus grande autonomie émotionnelle. Cela signifie apprendre à se suffire à soi-même, à trouver du réconfort et de la sécurité en son for intérieur, plutôt que de les chercher constamment à l'extérieur. « Trouver ton propre chemin vers la sécurité émotionnelle te libérera de la peur de l'abandon », m'avait dit Isabelle, mettant en lumière le véritable enjeu de cette guérison. En travaillant sur nous-mêmes, en comprenant et en acceptant nos peurs, nous pouvons ouvrir la porte à des relations plus authentiques et plus enrichissantes, et vivre une vie émotionnellement épanouissante et autonome.

CHAPITRE 3 :
LA SOCIÉTÉ QUI NOUS INFLUENCE

3.1 Les normes socioculturelles

Les normes et les attentes socioculturelles jouent un rôle significatif dans la façon dont nous gérons nos relations et percevons notre place dans la société. Ces normes, souvent subtiles et insidieuses, peuvent avoir un impact profond sur ceux d'entre nous qui portent la blessure d'abandon, exacerbant nos peurs et nos insécurités.

Je cherchais la relation parfaite

Vivant dans une société où les relations sont souvent idéalisées à l'extrême, j'ai constamment cherché ce qui semblait être la relation parfaite. Ces standards irréalistes, largement diffusés par les médias, les romans d'amour et les réseaux sociaux, dressent un portrait de relations sans failles, où règnent harmonie et bonheur. Pour moi, qui portais en moi la blessure de l'abandon, cette recherche de perfection relationnelle était une réponse à ma peur profonde d'être seule, d'être laissée de côté. « On dirait que tu cours après un idéal qui n'existe pas, peut-être pour éviter de faire face à ta peur d'être abandonnée », avait pointé Isabelle, lors d'une de nos nombreuses conversations sur le sujet.

Cette quête incessante de la relation idéale m'a souvent menée à des déceptions et à des frustrations. Chaque fois qu'une relation ne correspondait pas à l'image idéalisée que je m'étais forgée, je me sentais encore plus vide et insatisfaite. « Tu sembles ne jamais pleinement satisfaite dans tes relations. Penses-tu que cela puisse être lié à tes attentes irréalistes ? », avait suggéré Isabelle, mettant en lumière mon insatisfaction chronique. Sa question m'avait amenée à réfléchir sur l'impact de ces normes socioculturelles sur ma perception des relations et sur ma propre estime de moi.

En prenant conscience de l'influence de ces idéaux socioculturels, j'ai commencé à remettre en question la notion même de perfection dans les relations. Cette prise de conscience a été le début d'un changement dans ma façon de voir et de vivre mes relations. « Peut-être que le véritable équilibre réside dans l'acceptation de l'imperfection, dans la compréhension que chaque relation a ses hauts et ses bas », avait conclu Isabelle. Cette nouvelle perspective m'a aidée à relâcher peu à peu ma quête de la relation parfaite et à accepter les relations pour ce qu'elles sont : des expériences humaines, imparfaites mais enrichissantes.

La solitude et la peur du jugement

Vivre dans une société où la solitude est souvent perçue négativement a eu un impact considérable sur ma perception de moi-même et de ma propre compagnie. La stigmatisation de la solitude, vue comme un signe d'échec ou de manque, pèse lourdement sur ceux qui, comme moi, ont une peur profonde de l'abandon. Cette vision sociétale crée une pression constante pour être toujours entouré, alimentant la fausse croyance que le bonheur et l'épanouissement personnel ne peuvent être atteints qu'en présence des autres. « Tu sembles craindre la solitude, comme si être seul signifiait quelque chose de négatif. Est-ce que tu penses que c'est la société qui t'a inculqué cette crainte ? », avait questionné Isabelle, mettant le doigt sur l'influence de ces normes socioculturelles sur ma façon de voir la solitude.

Cette peur de la solitude s'est manifestée dans de nombreux aspects de ma vie. Je me sentais souvent anxieuse et mal à l'aise à l'idée de passer du temps seule, craignant que cela ne soit perçu comme un signe d'échec social ou d'incapacité à maintenir des relations stables. « Il semble que tu mesures ta valeur à travers tes interactions avec les autres. Penses-tu que cela pourrait être lié à la façon dont la solitude est vue dans notre société ? », avait observé Isabelle. Ses interrogations m'ont encouragée à réfléchir sur la manière dont j'avais internalisé ces jugements sociétaux et sur leur impact sur ma peur de l'abandon.

L'autre qui est censé nous compléter

L'idée populaire que nous avons besoin de quelqu'un d'autre pour être complets peut s'avérer toxique, surtout pour ceux d'entre nous qui portent en eux la blessure de l'abandon. Cette notion, renforcée par d'innombrables histoires romantiques et de représentations médiatiques, implique que sans partenaire nous sommes, d'une certaine manière, incomplets ou insuffisants. Isabelle, avec sa perspicacité habituelle, avait souligné ce point : « On dirait que tu cherches constamment quelqu'un pour te "compléter". Tu ne te sens pas entière seule ? » Ses mots avaient résonné profondément en moi, car ils mettaient en évidence la façon dont j'avais intériorisé cette croyance socioculturelle, laissant cette idée influencer ma perception de moi-même et mes relations.

Cette recherche constante d'une autre personne pour combler un vide intérieur est un piège dans lequel beaucoup tombent, particulièrement ceux qui craignent l'abandon. Au lieu de chercher à se compléter eux-mêmes, ils se tournent vers les autres dans l'espoir de trouver une solution à leur sentiment d'incomplétude. « Tu as toutes les ressources en toi pour être complète. Chercher cela dans une autre personne te rend vulnérable et dépendante », avait pointé Isabelle. Son observation m'a amenée à réfléchir sur la nécessité de cultiver mon intégrité personnelle, indépendamment de la présence ou de l'approbation des autres.

Pour guérir de la blessure d'abandon, on doit se défaire de l'idée que notre valeur personnelle et notre sentiment de complétude dépendent d'une autre personne. Cela signifie apprendre à trouver de la joie et du contentement en soi-même, à reconnaître que la solitude peut être une occasion de croissance et de découverte personnelle. « Peut-être que le vrai voyage est celui de te découvrir et de t'aimer toi-même, indépendamment de toute relation », avait suggéré Isabelle. En adoptant cette perspective, nous pouvons commencer à bâtir des relations non pas sur la base d'une nécessité de complétion, mais sur un partage mutuel et une appréciation de deux individus entiers et autonomes.

3.2 Les stéréotypes et les médias

La manière dont les médias présentent les relations a une influence considérable sur notre perception de ce que devraient être des interactions amoureuses ou amicales idéales. Les films romantiques, les séries et même les publicités tendent à peindre un tableau de relations parfaites, où les conflits sont rares et l'amour surmonte sans cesse les obstacles. Cette représentation idéalisée est loin de la complexité et des défis des relations réelles. « Ces films donnent l'impression que tout est toujours parfait. Ne penses-tu pas que cela crée des attentes irréalistes ? », m'avait questionnée Isabelle un soir, après avoir regardé ensemble une comédie romantique populaire. Sa remarque m'avait fait prendre conscience de l'impact profond de ces représentations sur ma vision des relations, surtout en tant que personne portant en elle la blessure de l'abandon.

Cette influence des médias peut créer une distorsion dans la façon dont nous abordons et vivons nos relations. Au lieu d'accepter les imperfections et les difficultés comme parties intégrantes de tout rapport, je me retrouvais à aspirer à un idéal inatteignable, à la recherche constante d'un amour sans faille et sans effort. « Tu sembles toujours déçue quand tes relations ne correspondent pas à ce que tu vois à l'écran. Est-ce que tu penses que cela pourrait être lié à la façon dont les médias idéalisent l'amour ? », avait souligné Isabelle, mettant en lumière la manière dont mes attentes étaient modelées par ces représentations médiatiques.

Les stéréotypes de genre et les attentes que l'on se crée

Les stéréotypes de genre propagés par les médias ont un impact considérable sur la manière dont nous concevons et vivons nos relations. Dans de nombreux médias, les femmes sont souvent représentées comme étant constamment à la recherche d'amour et de validation, tandis que les hommes sont typiquement dépeints comme les protecteurs et les fournisseurs d'affection. Ces représentations stéréotypées créent des attentes et des rôles rigides qui peuvent être extrêmement préjudiciables, en particulier pour ceux qui, comme moi, luttent avec une blessure d'abandon. « Ces images dans les médias, tu ne trouves pas qu'elles influencent ta façon de voir tes relations ? », avait un jour soulevé Isabelle, me poussant à réfléchir à l'impact de ces stéréotypes sur mes attentes et mes comportements relationnels.

Cette influence des stéréotypes de genre ne se limite pas aux attentes envers les autres ; elle se répercute également sur la manière dont nous nous percevons et nous comportons dans nos relations. Par exemple, j'ai souvent ressenti une pression implicite pour correspondre à l'image de la femme toujours aimante et dévouée, cherchant constamment l'approbation et l'affection. « Est-ce que tu penses que ton besoin d'approbation vient de ces idées préconçues « sur ce que devrait être une femme dans une relation ? », avait demandé Isabelle lors d'une de nos conversations. Ses questions m'avaient amenée à réaliser à quel point j'avais internalisé ces stéréotypes, et comment ils avaient façonné mes interactions et mes attentes envers mes partenaires.

Les réseaux sociaux nous mettent de la pression

L'impact des réseaux sociaux sur notre perception de nos vies et de nos relations est profond et fréquemment sous-évalué. Ces plateformes regorgent d'images de bonheur et de perfection, dressant un tableau souvent irréaliste d'existences sans défauts. Un jour, en naviguant sur ces réseaux avec Isabelle, elle m'a interpellée : « Regarde tous ces couples souriants. Ça te donne quelle impression sur ta propre vie ? » Sa question m'a frappée de plein fouet, révélant l'effet de cette constante mise en scène de la perfection sur mon estime de moi, particulièrement dans ma lutte contre la blessure de l'abandon.

Cette pression à paraître sans arrêt heureux et accompli, surtout dans nos relations, est écrasante. Chaque image de couple idéal, chaque post sur des escapades romantiques semblait accentuer mes sentiments d'insuffisance et de solitude. « On dirait que tout le monde vit une romance parfaite, sauf moi », avais-je confié à Isabelle, exprimant mon isolement face à ces représentations idéalisées. Elle m'avait écoutée avec attention, sensible à l'impact de ces images sur mon esprit, déjà fragilisé par la peur de l'abandon.

En outre, ma relation avec les réseaux sociaux était devenue un cercle vicieux, alimenté par une addiction à ces plateformes et une quête incessante d'approbation. La perfection imposée par les réseaux sociaux exacerbait mon besoin de validation externe. Je passais des heures à scruter les vies apparemment parfaites des autres, ce qui alimentait mon sentiment d'infériorité et renforçait ma dépendance aux réseaux sociaux. Isabelle a souligné, à juste titre, que cette combinaison toxique d'addiction et de recherche d'approbation créait une boucle sans fin, dans laquelle le besoin constant de validation venait saper mon estime de moi.

Pour contrer cet impact négatif, il est crucial de cultiver une vision plus saine et plus réaliste des relations humaines, en reconnaissant que les réseaux sociaux ne sont qu'une vitrine souvent embellie de la réalité. « Peut-être que ce dont tu as besoin, c'est de voir que les relations, même les meilleures, ont leurs hauts et leurs bas », m'avait suggéré Isabelle. Cette prise de conscience m'a aidée à relativiser l'image irréaliste des réseaux sociaux et à chercher des relations authentiques, où la perfection n'est pas l'objectif, mais plutôt la compréhension mutuelle, le respect et l'acceptation des imperfections.

52

PARTIE 2 -
GUÉRIR DE LA BLESSURE DE L'ABANDON

CHAPITRE 4 :
VOIES DE GUÉRISON

4.1 Reconnaître ses autres blessures

Lorsque j'ai publié mon premier livre sur la dépendance affective, je pensais avoir cerné l'essence de mes défis relationnels. Toutefois, Isabelle m'a suggéré que ma dépendance affective pouvait en réalité être le symptôme d'une blessure plus profonde : celle de l'abandon. « As-tu envisagé que ta dépendance affective pourrait être une réaction à ta peur de l'abandon ? », m'avait-elle interrogée un jour. Cette question a déclenché un processus de réflexion profonde, me faisant réaliser que pour guérir véritablement, je devais non seulement me confronter à ma dépendance affective, mais aussi explorer et comprendre l'impact de la blessure d'abandon sur mon comportement et mes émotions.

Cette révélation m'a poussée à examiner de plus près comment ces deux aspects de mon expérience émotionnelle étaient intrinsèquement liés. Il est devenu évident que ma dépendance affective n'était pas un problème isolé, mais plutôt une manifestation de ma peur plus profonde d'être abandonnée. « Il se peut que ta recherche constante d'approbation et de connexion soit en fait une réponse à ta peur de l'abandon », avait ajouté Isabelle lors de nos échanges. Cette perspective m'a permis de voir mes défis relationnels sous un jour nouveau, non pas comme des failles ou des faiblesses, mais comme des réactions compréhensibles à une blessure sous-jacente. En reconnaissant cette connexion, j'ai pu aborder ma guérison avec une approche plus holistique, en travaillant simultanément sur les symptômes et sur la cause profonde.

J'ai commencé à voir mes défis non pas de manière segmentée, mais comme des éléments d'un tout complexe. « En traitant à la fois ta dépendance affective et ta blessure d'abandon, tu pourras atteindre une guérison plus profonde et durable », m'avait conseillé Isabelle. En acceptant cette vérité, j'ai pu commencer à dénouer les fils entremêlés de mes expériences émotionnelles, me rapprochant pas à pas d'une vie où la peur de l'abandon ne dicterait plus mes relations ni mon sentiment de valeur personnelle.

Tout est relié

Les discussions avec Isabelle m'ont ouvert les yeux sur la complexité de mes expériences émotionnelles. Elle m'avait un jour fait remarquer : « Tes réactions dans tes relations pourraient être influencées non seulement par ta peur de l'abandon, mais aussi par ta dépendance affective. » Cette observation m'a permis de comprendre que mes réactions et mes comportements n'étaient pas isolés, mais faisaient partie d'un réseau plus vaste de blessures et d'expériences intérieures. En identifiant ces liens, j'ai commencé à démêler les nœuds complexes de mes expériences, me rapprochant d'une compréhension plus complète de moi-même.

Isabelle m'a souvent rappelé que le chemin vers la guérison impliquait de reconnaître ces blessures et de les accepter comme faisant partie intégrante de mon parcours. « Affronter et accepter ces aspects de toi est essentiel pour ta guérison », disait-elle. J'ai appris qu'il ne s'agissait pas d'effacer ces blessures de ma mémoire, mais plutôt de les comprendre et de les intégrer dans ma vie d'une manière qui favorise la croissance et le bien-être. Accepter ces blessures m'a permis de les voir non comme des faiblesses, mais comme des facettes de mon histoire qui m'ont façonnée et m'ont donné de la force.

En acceptant la complexité de mes blessures, j'ai pu commencer à construire une fondation solide pour ma guérison. « Chaque étape que tu franchis dans cette compréhension te rapproche de la personne que tu es destinée à être », m'encourageait Isabelle. En adoptant cette approche, j'ai travaillé à guérir mes blessures et j'ai commencé à développer une relation plus aimante et compréhensive avec moi-même.

Mieux comprendre grâce à l'écriture

L'écriture de mon livre sur la dépendance affective m'a permis de coucher mes pensées et mes expériences sur papier, et j'ai pu mieux comprendre les liens entre mes diverses blessures. Cet exercice d'écriture m'a offert une perspective unique, me permettant de considérer mes comportements et mes émotions sous un angle différent. « En écrivant sur ta dépendance affective, tu as commencé à voir comment elle est liée à ta peur de l'abandon », m'avait souligné Isabelle lors d'une de nos séances de partage. Cette prise de conscience a été une révélation, m'aidant à démêler les fils complexes de mes émotions et à comprendre les origines profondes de mes réactions.

Cela m'a également permis d'exprimer et de traiter des émotions difficiles d'une manière constructive. Chaque chapitre, chaque réflexion, était une étape vers une meilleure compréhension de moi-même. « Tu as utilisé l'écriture pour explorer les recoins de ton âme », m'avait dit Isabelle. En effet, l'écriture de ce livre a été une forme de thérapie, m'aidant à libérer des émotions retenues et à apporter de la clarté dans mes pensées. Ce processus a été essentiel pour développer une plus grande compassion envers moi-même, m'enseignant à être patiente et indulgente avec mes blessures et mes peurs.

Cette expérience d'écriture m'a révélé à quel point ma blessure d'abandon et ma dépendance affective étaient intrinsèquement liées. En partageant mon histoire, j'ai pu identifier des schémas répétitifs et des croyances sous-jacentes qui alimentaient ma peur de l'abandon. « L'écriture t'a aidée à mettre des mots sur ce que tu ressentais, et à lier ces sentiments à des expériences passées », m'avait expliqué Isabelle. Cette compréhension m'a permis de prendre des mesures concrètes pour guérir, en abordant non seulement les symptômes, mais aussi les causes profondes de mes défis émotionnels.

D'ailleurs, j'aimerais maintenant avoir votre avis sincère exprimé sur Amazon. Non pas pour nourrir mon ego, mais plutôt pour m'indiquer ce que vous a apporté ce livre, ce que vous auriez éventuellement moins aimé, ce qui a pu vous manquer, de sorte que je puisse encore enrichir cet ouvrage qui évoluera avec le temps, puisque je continuerai à le mettre à jour.

4.2 Thérapie et autres approches professionnelles

Ma première approche pour guérir de la blessure d'abandon a été la thérapie psychologique. J'ai consulté un psychologue, cherchant à comprendre les profondeurs de ma douleur émotionnelle. Durant ces séances, j'ai pu explorer les racines de ma blessure d'abandon, remontant jusqu'à mon enfance. « Pouvez-vous me parler de vos relations avec vos parents quand vous étiez enfant ? », m'avait demandé le thérapeute. Ces discussions ont révélé des souvenirs et des sentiments que j'avais depuis longtemps enfouis. Bien que ces séances fussent parfois difficiles et émotionnellement éprouvantes, elles m'ont permis de faire face à mes peurs et de commencer à guérir.

La thérapie demande quand même certains efforts

Entreprendre une thérapie pour guérir de la blessure d'abandon, ou toute autre blessure d'ailleurs, est un processus qui demande du courage et un engagement personnel. Chaque séance de thérapie était pour moi une étape vers une meilleure compréhension de moi-même et de mes relations. « Vous commencez à faire le lien entre votre passé et votre présent », m'avait dit mon thérapeute lors d'une séance. Ses mots m'encourageaient à continuer à explorer et à comprendre les origines profondes de ma peur de l'abandon. La thérapie n'est pas un chemin facile ; elle nécessite de faire face à des vérités parfois douloureuses et de remettre en question des croyances longtemps ancrées.

Pour vraiment bénéficier de la thérapie, j'ai dû m'impliquer activement dans le processus. Cela signifiait non seulement assister aux séances, mais aussi réfléchir et travailler sur moi-même entre les rendez-vous. « La guérison commence par votre volonté de regarder en vous-même », m'avait rappelé le thérapeute. En étant honnête avec moi-même et en m'engageant pleinement dans le processus thérapeutique, j'ai pu progressivement défaire les nœuds de ma blessure d'abandon. Cette démarche proactive était essentielle pour me libérer des chaînes de ma dépendance émotionnelle et pour construire une estime de moi plus forte.

La thérapie a été un outil précieux dans mon cheminement vers la guérison, mais elle n'était qu'une partie de la solution. Elle m'a permis de poser des mots sur mes émotions et à comprendre mes réactions, mais c'était à moi de mettre en pratique ces découvertes dans ma vie quotidienne. « Vous avez les clés pour changer, la thérapie vous aide à les utiliser », m'avait expliqué le thérapeute. En intégrant les leçons de la thérapie dans mon quotidien et en continuant à travailler sur moi-même, j'ai pu avancer sur le chemin de la guérison, en apprenant à vivre avec ma blessure d'abandon tout en construisant une vie plus saine et équilibrée.

J'ai aussi testé la programmation neuro-linguistique (PNL)

La programmation neuro-linguistique (PNL) est une méthode développée dans les années 1970 par Richard Bandler et John Grinder, qui combine des éléments de communication, de développement personnel et de psychothérapie. L'idée fondamentale derrière la PNL est que nos processus mentaux, la façon dont nous utilisons le langage et nos comportements peuvent être ajustés pour atteindre des objectifs spécifiques dans la vie.

La PNL cherche à comprendre et à imiter les stratégies des personnes qui excellent dans un domaine particulier, dans le but de les enseigner à d'autres. Cela implique une analyse profonde de la manière dont ces personnes pensent, parlent et agissent.

La PNL accorde également une grande importance à la communication et à l'influence. Elle explore non seulement ce que nous disons, mais aussi comment nous le disons, en tenant compte des aspects non verbaux comme le ton de la voix, les gestes et les expressions faciales. L'objectif est d'améliorer la façon dont nous interagissons avec les autres pour être plus efficaces et plus persuasifs.

Elle propose des techniques pour restructurer les pensées et les croyances limitantes, permettant aux individus de voir les choses sous un angle différent et plus positif. Cela inclut des méthodes telles que l'ancrage, qui crée une réponse émotionnelle à un stimulus spécifique, et la reprogrammation, qui vise à transformer les schémas de pensée négatifs.

L'ajout de cette méthode à mon parcours thérapeutique a ouvert de nouvelles perspectives dans ma guérison. La PNL, en particulier, m'a aidée à saisir l'influence puissante de mes pensées et de mon langage sur mes émotions et mes comportements. Pendant les séances avec ma coach en PNL, elle employait des techniques de visualisation pour me guider vers une compréhension plus profonde de mes schémas mentaux. « Imaginez un lieu où vous vous sentez en sécurité et aimée », me suggérait-elle, m'aidant à créer mentalement un espace de confort et de sécurité. Ces sessions étaient des moments de découverte intense, où je pouvais expérimenter avec mes pensées et observer leur impact direct sur mes sentiments.

L'hypnose est venue compléter la PNL, me permettant d'accéder à un état de relaxation profonde où je pouvais travailler sur des schémas inconscients.

« Relaxez-vous et écoutez ma voix », me guidait doucement le praticien. Dans cet état, j'étais plus réceptive à des suggestions positives et à la restructuration de croyances ancrées. L'hypnose a été particulièrement efficace pour traiter les aspects les plus profonds et souvent inaccessibles de ma blessure d'abandon.

Chaque méthode thérapeutique a apporté sa propre valeur à mon processus de guérison. La thérapie conventionnelle m'a donné un cadre pour explorer et comprendre mes émotions, tandis que la PNL et l'hypnose ont offert des moyens plus actifs et directs pour changer mes croyances et mes pensées. « Chaque outil que vous utilisez renforce votre chemin vers la guérison », m'avait encouragée la coach en PNL. Cette synergie entre différentes méthodes a été essentielle, me permettant de traiter ma blessure d'abandon de manière holistique, abordant à la fois l'esprit conscient et inconscient.

À travers ces expériences thérapeutiques, j'ai compris que la clé de la guérison résidait en moi. Chaque thérapie, chaque session, était une invitation à me connaître davantage et à prendre un rôle actif dans mon processus de guérison. « La thérapie vous aide, mais c'est votre volonté de changer et de grandir qui fait la vraie différence », m'avait dit mon thérapeute. Cette prise de conscience a été essentielle pour progresser vers une vie où la blessure de l'abandon ne contrôlait plus mes relations ni ma perception de moi-même.

4.3 Les groupes de soutien

Lorsque j'ai franchi le seuil de la salle de réunion pour mon premier groupe de soutien, j'étais submergée par l'appréhension et la nervosité. L'atmosphère était empreinte d'une certaine tension, partagée par tous les participants. « Tout le monde ici est un peu anxieux, c'est normal », m'avait chuchoté Isabelle, me serrant légèrement la main en signe de soutien. En m'installant, je scrutais les visages autour de moi, chacun reflétant une histoire unique, des luttes propres, et un désir commun de guérison.

Au fur et à mesure que la séance avançait, j'ai commencé à éprouver un sentiment d'appartenance. Entourée de personnes qui partageaient des expériences similaires, je me sentais moins isolée dans ma lutte. « Je ne suis pas la seule à ressentir cela », ai-je pensé, alors que j'écoutais attentivement les autres partager leurs récits. Cette prise de conscience a été un moment libérateur. Pour la première fois, j'ai osé prendre la parole, la voix tremblante mais sincère. « Je vis quelque chose de semblable », ai-je révélé, racontant brièvement mon histoire. Ce moment a marqué le début de nombreux échanges fructueux et d'un processus d'ouverture.

À chaque réunion, j'ai appris à mieux connaître les autres membres du groupe et à parler plus ouvertement de mes propres expériences. Isabelle, toujours à mes côtés, m'encourageait à être authentique et honnête. « C'est dans le partage que l'on trouve la force », me rappelait-elle. J'ai commencé à voir le groupe non seulement comme un espace de soutien, mais aussi comme une source d'inspiration et d'apprentissage mutuel. Les discussions, parfois lourdes d'émotions, étaient toujours empreintes de respect et d'empathie, formant ainsi un tissu de solidarité et d'entraide indispensable à ma guérison.

J'ai compris que je n'étais pas seule

Au sein du groupe de soutien, j'ai trouvé une communauté qui comprenait intimement la complexité et la douleur liées à la blessure d'abandon. Chaque réunion était une révélation, un rappel que mes expériences n'étaient pas isolées. « Votre histoire résonne tellement avec la mienne », ai-je confié lors d'une séance, ma voix tremblant légèrement d'émotions. Cette connexion avec les autres a apporté un réconfort inattendu. Entendre parler des voyages personnels des autres membres, de leurs luttes et de leurs réussites, a élargi ma perspective et a renforcé mon sentiment d'appartenance.

Chaque témoignage partagé était une leçon, un écho de ma propre expérience. Les questions que je posais, « Qu'avez-vous fait dans cette situation ? », ont donné lieu à des discussions enrichissantes, offrant des stratégies et des approches que je n'avais pas envisagées. Ces échanges, imprégnés d'empathie et de compréhension, étaient des occasions de croissance personnelle. J'ai commencé à intégrer ces nouvelles idées dans ma vie, testant des techniques et des perspectives qui m'avaient été étrangères jusqu'alors.

À chaque rencontre, je partais avec un sentiment renouvelé de force et d'inspiration. Voir les membres du groupe avancer, malgré leurs blessures, m'inspirait à poursuivre mon chemin de guérison. « Votre courage m'encourage à faire face à mes propres peurs », partageais-je lors d'une séance, reconnaissante pour l'impact positif du groupe sur mon parcours. Cette expérience collective de guérison était un rappel puissant que, bien que le chemin soit personnel, le soutien et la compréhension des autres sont des atouts inestimables.

Au fil du temps, le groupe de soutien est devenu un pilier central de ma guérison. Les réunions étaient des moments de partage authentique, d'apprentissage mutuel et de soutien inconditionnel. « Chaque session est un pas en avant sur mon chemin de guérison », réalisais-je. Cette expérience collective a joué un rôle crucial dans ma compréhension de la blessure d'abandon et dans ma capacité à la surmonter. En partageant et en écoutant, j'ai appris que la guérison est non seulement un processus individuel, mais aussi une aventure partagée, enrichie par les expériences et la sagesse des autres.

CHAPITRE 5 :
RENFORCER L'ESTIME DE SOI

5.1 Des stratégie pour renforcer votre estime

J'ai découvert que renforcer mon estime personnelle était essentiel pour surmonter cette peur profonde d'être laissée pour compte. « Tu dois commencer par t'aimer toi-même », m'avait conseillé Isabelle. Suivant ses conseils, j'ai adopté plusieurs stratégies qui m'ont aidée, et je suis convaincue qu'elles peuvent aussi vous être bénéfiques.

Un journal intime

Chaque jour, je prenais un moment pour écrire mes pensées, mes sentiments et mes réactions aux événements de la journée. Ce rituel d'écriture m'a permis d'extérioriser des émotions souvent enfouies et de clarifier mes pensées. En relisant mes entrées, je pouvais voir des schémas émerger, ce qui m'aidait à mieux comprendre mes réactions et mes émotions. J'ai découvert que certaines d'entre elles étaient directement liées à ma blessure d'abandon, tandis que d'autres étaient influencées par des expériences plus récentes ou d'autres aspects de ma personnalité.

Ce journal est devenu un miroir fidèle de mon évolution personnelle. Avec le temps, j'ai commencé à remarquer des changements dans ma façon de penser et de réagir. Des entrées qui étaient autrefois empreintes d'insécurité et de peur se transformaient progressivement en récits de prise de conscience, de résilience et d'autocompassion. « Je vois comment tu as évolué à travers ton journal », m'avait dit Isabelle, après avoir partagé avec elle certaines de mes réflexions. Ce journal n'était pas seulement un exutoire pour mes pensées et mes émotions ; il était devenu un outil essentiel de ma guérison et un témoin tangible de mon parcours vers un moi plus fort et plus indépendant.

Les affirmations positives

Chaque jour, avant même de commencer mes activités, je prenais un moment pour me concentrer sur des pensées positives et affirmatives. Je me tenais devant le miroir, regardant mon reflet, et répétais des phrases comme « Je suis digne d'amour et de respect » et « Je suis capable et forte ». Au début, ces mots semblaient étrangers et forcés, comme si je jouais un rôle. Cependant, avec le temps, ils ont commencé à résonner en moi d'une manière plus profonde et authentique.

Ces affirmations matinales ne se limitaient pas à un simple exercice de répétition. Elles étaient un moyen de reprogrammer mon esprit, de remplacer les pensées négatives et les doutes par des messages positifs et encourageants. J'ai remarqué que les jours où je commençais avec ces affirmations, je me sentais plus confiante et plus ancrée. « Tu sembles plus sereine ces derniers temps », avait constaté Isabelle. Ces petits moments d'affirmation ont joué un rôle crucial dans la reconstruction de mon estime de moi et m'ont aidée à me voir sous un jour plus positif et bienveillant.

J'ai développé de la compassion envers moi-même

Pendant longtemps, j'ai été ma critique la plus sévère, me jugeant durement pour mes erreurs et mes faiblesses. Mais avec le temps, j'ai commencé à reconnaître l'importance de m'accorder la même gentillesse et la même compréhension que j'offrais aux autres. « Tu ne parlerais jamais à un ami de la manière dont tu te parles parfois », m'avait fait remarquer Isabelle lors d'une conversation. Ses mots m'ont frappée et m'ont permis de réaliser à quel point j'étais dure envers moi-même.

Cette prise de conscience a marqué le début d'un changement dans ma façon de me percevoir. J'ai commencé à pratiquer l'autocompassion, prenant le temps de reconnaître et d'accepter mes sentiments sans jugement. Lorsque je faisais face à des échecs ou à des déceptions, au lieu de me blâmer, je me rappelais que l'erreur est humaine et qu'elle fait partie du processus d'apprentissage. « C'est ok de ne pas être parfait », me disais-je. Cette approche plus douce envers moi-même a non seulement amélioré mon estime de soi, mais a également réduit la pression que je ressentais pour répondre aux attentes irréalistes que je m'étais fixées. En traitant mes faiblesses et mes erreurs avec compassion, j'ai pu avancer avec plus de confiance et de résilience.

Puiser l'inspiration chez les autres

Sébastien, un membre actif de notre groupe de soutien, a joué un rôle significatif en partageant ses expériences et ses stratégies de renforcement de l'estime de soi. Lors d'une séance, il a ouvert son cœur et raconté son parcours. « J'ai lutté pendant des années contre une faible estime de moi », avait-il commencé, captant l'attention de tout le groupe. Avec une honnêteté touchante, il a expliqué comment il s'était senti diminué et sans valeur pendant longtemps, un sentiment exacerbé par sa blessure d'abandon.

Sébastien a ensuite partagé les méthodes concrètes qu'il avait mises en place pour se reconstruire. « J'ai commencé par me fixer de petits objectifs réalisables et me féliciter pour chaque réussite, même minime », nous avait-il expliqué. Cette approche lui a permis de se voir sous un jour plus positif et d'apprécier ses propres accomplissements. Il a également parlé de l'importance de s'entourer de personnes positives et encourageantes, soulignant comment le soutien de proches bienveillants avait été crucial dans sa quête pour une meilleure estime de soi. « Entendre des mots d'encouragement et de soutien de la part des autres m'a aidé à me voir de la même manière », avait-il ajouté.

La démarche de Sébastien a été une source d'inspiration pour de nombreux membres du groupe, moi y compris. En entendant son histoire, j'ai réalisé à quel point les petits gestes et les célébrations de nos succès pouvaient avoir un impact profond sur notre perception de nous-mêmes. Son témoignage a renforcé l'idée que, malgré les défis et les luttes intérieures, chacun a la capacité de changer sa vision et d'accroître son estime personnelle.

Il a adopté une approche proactive pour renforcer son estime de soi, en commençant par s'engager dans des activités individuelles. Il a trouvé une passion particulière pour la randonnée et la peinture, deux activités qu'il pratiquait seul. Ces moments de solitude lui ont permis de cultiver son indépendance et d'apprécier sa propre compagnie. « La randonnée m'aide à me connecter avec moi-même, tandis que la peinture me permet d'exprimer mes émotions », avait-il partagé lors d'une session. Ces activités lui ont donné l'espace nécessaire pour réfléchir, se détendre et se réjouir de ses réalisations.

En parallèle, il a aussi mis l'accent sur le développement personnel en s'inscrivant à divers cours. Que ce soit des cours de cuisine, de programmation ou même de yoga, chaque nouvelle compétence acquise lui apportait un sentiment d'accomplissement et renforçait sa confiance en lui. « Chaque nouvelle chose que j'apprends me fait me sentir plus capable et plus autonome », avait-il expliqué. Cette démarche lui a permis de s'épanouir et d'améliorer sa perception de sa propre valeur, un aspect crucial pour quiconque lutte avec la blessure de l'abandon.

Sébastien a aussi été très sélectif dans ses interactions sociales, choisissant de passer du temps avec des personnes qui le soutenaient et le valorisaient. Il a minimisé ses interactions avec des individus négatifs ou toxiques, ce qui a eu un impact notable sur son bien-être général. « M'entourer de personnes positives m'a aidé à voir le meilleur en moi », avait-il partagé. Cette stratégie a amélioré sa vie sociale et a joué un rôle crucial dans la reconstruction de son estime de soi, lui offrant un environnement positif et encourageant pour continuer son chemin vers la guérison.

Ces stratégies ne sont pas des solutions universelles, mais elles offrent un point de départ pour renforcer votre estime de soi. Il est essentiel de se rappeler que chaque individu est unique, et ce qui fonctionne pour une personne peut ne pas fonctionner pour une autre. L'important est de trouver ce qui résonne avec vous et de l'intégrer dans votre quotidien. En explorant et en adoptant ces stratégies, vous pouvez entamer votre propre voyage vers une estime de soi plus forte et une guérison plus profonde de votre blessure d'abandon.

5.2 Tout est dans la gestion des émotions et la résilience

Pour guérir de la blessure d'abandon, j'ai appris que je devais gérer mes émotions de manière plus consciente et réfléchie. Cette démarche a commencé par une prise de conscience accrue de mes réactions émotionnelles. « Qu'est-ce qui déclenche cette émotion ? », me demandais-je fréquemment. Plutôt que de réagir immédiatement, j'ai commencé à observer mes émotions, à les accueillir sans jugement et à chercher leur origine. Cela m'a permis de mieux comprendre pourquoi certaines situations provoquaient en moi des réactions si fortes. « Il est essentiel d'écouter ce que tes émotions essaient de te dire », m'avait expliqué Isabelle durant l'une de nos conversations. En adoptant cette attitude d'écoute et d'analyse, j'ai pu prendre du recul et éviter de me laisser submerger par des sentiments d'anxiété ou de tristesse.

Une autre étape importante dans la gestion de mes émotions a été d'apprendre à m'arrêter avant de réagir. Face à des émotions intenses, j'ai mis en pratique la technique de prendre un moment pour respirer et réfléchir. « Respire profondément et donne-toi le temps de réfléchir », me conseillait souvent Isabelle. Cette habitude m'a aidée à éviter des réactions impulsives qui, dans le passé, avaient fréquemment exacerbé des situations ou causé des malentendus inutiles. En m'octroyant ce temps de pause, j'ai développé une plus grande maîtrise de moi-même, ce qui a été essentiel dans mon processus de guérison et dans la construction de relations plus saines.

J'ai pris conscience de l'importance de mon dialogue intérieur dans la gestion de mes émotions. Les pensées négatives et autocritiques alimentaient souvent mes peurs et mes inquiétudes. « Parle-toi comme tu parlerais à un ami cher », m'avait suggéré Isabelle lors d'une discussion sur l'autocompassion. En remplaçant les pensées négatives par des affirmations et des réflexions positives, j'ai pu améliorer progressivement mon estime de moi et ma capacité à gérer mes émotions de manière plus saine et constructive. Ce changement dans mon dialogue intérieur a eu un impact significatif sur ma guérison, me permettant d'affronter les défis avec plus de calme et d'assurance.

J'ai aussi renforcé ma résilience

J'ai appris que la résilience n'est pas une qualité innée, mais plutôt une compétence que l'on peut développer avec le temps et la pratique. « Chaque défi peut être un tremplin pour devenir plus fort », m'avait encouragé Isabelle. J'ai commencé à adopter cette approche dans ma vie quotidienne, en traitant chaque obstacle comme une opportunité d'apprentissage et de croissance personnelle. Plutôt que de me laisser submerger par les émotions difficiles, je m'efforçais de les analyser et de trouver des moyens constructifs pour les surmonter. Cette approche m'a permis de construire un sentiment de force intérieure et de confiance en moi.

Chaque fois que je faisais face à une situation stressante ou à une déception, je prenais un moment pour réfléchir à ce que je pouvais en tirer. « Qu'est-ce que cette situation m'enseigne ? », me demandais-je. En me concentrant sur les leçons et les perspectives positives, même dans des circonstances compliquées, j'ai pu voir les épreuves de la vie moins comme des menaces et plus comme des occasions de développement personnel.

Cela ne signifiait pas ignorer la douleur ou les difficultés, mais plutôt choisir de les aborder avec une attitude de résilience et d'optimisme.

Le soutien d'Isabelle et de mon cercle social a également joué un rôle important dans le renforcement de ma résilience. « Tu n'es pas seule dans cette épreuve », me rappelait souvent Isabelle. En m'entourant de personnes qui me soutenaient et m'encourageaient, j'ai pu mieux gérer les moments de doute et de faiblesse. Leur présence et leur soutien m'ont aidée à rester ancrée et à garder une perspective positive, même quand les choses semblaient difficiles. Ensemble, nous avons partagé des expériences, des conseils et des encouragements, ce qui a renforcé ma capacité à faire face aux défis avec résilience et assurance.

Des techniques pour améliorer mon dialogue intérieur

La méditation est devenue une pratique quotidienne essentielle pour moi. En m'asseyant tranquillement, en me concentrant sur ma respiration et en me détachant de mes pensées tumultueuses, j'ai trouvé un refuge contre le tourbillon de l'anxiété et de la peur de l'abandon. « Comment te sens-tu après tes séances de méditation ? », m'avait un jour demandé Isabelle, curieuse de l'effet de cette pratique sur mon bien-être.

« C'est comme si j'avais appuyé sur un bouton de réinitialisation », lui répondais-je. La méditation m'aidait à clarifier mon esprit, à réduire mon stress et à me reconnecter avec mon centre émotionnel. C'était un moment pour moi, pour rétablir l'équilibre et pour renouer avec un sentiment de paix intérieure.

Parallèlement à la méditation, j'ai travaillé sur mon dialogue intérieur. Historiquement, mes pensées étaient souvent teintées de critiques et de doutes. « Tu es si dure avec toi-même », m'avait fait remarquer Isabelle. J'ai donc commencé à prêter attention à mes pensées automatiques et à les défier activement. Chaque fois qu'une pensée négative surgissait, je m'efforçais de la remplacer par une affirmation positive. « Je suis compétente, je suis digne et je mérite le bonheur », me répétais-je. Ce processus m'a aidée à briser le cycle de la pensée négative et à cultiver un sentiment de bienveillance envers moi-même.

La combinaison de la méditation et de l'amélioration de mon dialogue intérieur a vraiment eu un impact. La méditation m'offrait un terrain pour observer mes pensées sans jugement et avec compassion, tandis que le dialogue intérieur positif me permettait de construire une image de moi plus aimante et acceptante. « Tu sembles plus calme et plus centrée, ces derniers temps », avait constaté Isabelle. En effet, ces pratiques m'ont donné les outils pour gérer mes émotions de manière plus saine et pour renforcer ma résilience face aux situations difficiles.

Ce cheminement vers une meilleure gestion émotionnelle et une plus grande résilience n'a pas été simple. Il a nécessité de la discipline, de la patience et un engagement envers moi-même. Mais les résultats ont été inestimables. Je me suis sentie plus équilibrée, plus ancrée et plus apte à faire face aux défis de la vie sans être déstabilisée par la peur de l'abandon. Chaque jour, je continue à pratiquer ces techniques, me rapprochant toujours plus d'une version de moi-même plus sereine et plus épanouie.

CHAPITRE 6 :
CONSTRUIRE SON AUTONOMIE

6.1 Développer son autonomie émotionnelle

L'autonomie émotionnelle, c'est la capacité à gérer ses émotions de manière indépendante, sans dépendre constamment des autres pour le réconfort, la validation ou le soutien. Pour moi, développer cette autonomie a été un élément clé pour guérir de la blessure d'abandon. « Tu as toujours eu tendance à chercher le soutien émotionnel chez les autres », avait observé Isabelle. « Il est temps d'apprendre à te soutenir toi-même. » Cette prise de conscience a été le point de départ pour apprendre à m'appuyer sur mes propres forces et mes capacités émotionnelles.

L'autonomie émotionnelle, plus facile à dire qu'à atteindre

La première étape pour atteindre une autonomie émotionnelle a été d'embrasser pleinement l'auto-observation. J'ai pris l'habitude de m'interroger régulièrement sur mes sentiments et mes émotions, cherchant à comprendre leur origine. « Pourquoi cette situation me fait-elle ressentir de l'anxiété ? » ou « Qu'est-ce qui déclenche ce sentiment de tristesse ? » étaient des questions fréquentes dans mon journal intime. En scrutant mes émotions sans les juger, j'ai commencé à discerner des modèles récurrents, des déclencheurs spécifiques, et des réactions habituelles qui m'étaient jusqu'alors inconnues.

Cette pratique de l'auto-observation m'a permis de mieux comprendre mes émotions, de les accueillir avec bienveillance et d'apprendre à y réagir de manière plus saine. Par exemple, en identifiant la solitude comme un déclencheur de tristesse, j'ai pu chercher des moyens de me conforter moi-même, plutôt que de me tourner automatiquement vers les autres pour du soutien. « Quelles activités me procurent de la joie même quand je suis seule ? », me demandais-je. En répondant à ces questions, j'ai commencé à me forger un arsenal de stratégies personnelles pour gérer mes émotions.

Toujours travailler sa confiance en soi

J'ai appris à reconnaître et à célébrer mes réussites, petites ou grandes. Chaque fois que je parvenais à gérer une situation difficile par moi-même, je prenais un moment pour apprécier mon progrès. « Regarde comment tu as géré cela ; tu es plus forte que tu ne le penses », me disais-je souvent. Ces auto-félicitations m'ont aidée à construire une image de moi plus solide et plus indépendante, me rendant moins dépendante des approbations extérieures.

Cette démarche de valorisation personnelle ne se limitait pas uniquement à mes réussites tangibles, mais s'étendait aussi à mes progrès émotionnels et relationnels. Par exemple, chaque fois que je parvenais à exprimer mes besoins ou à établir une limite avec quelqu'un, je le voyais comme une victoire. « Tu commences vraiment à t'affirmer », m'avait félicitée Isabelle un jour. Ces reconnaissances de mes efforts personnels étaient essentielles pour renforcer ma confiance et mon estime de moi.

En cultivant cette confiance en moi, j'ai peu à peu développé une autonomie émotionnelle plus affirmée. J'ai commencé à me sentir plus solide dans mes décisions et dans mes relations, moins dépendante de l'approbation ou du soutien des autres. « Tu as vraiment grandi et gagné en indépendance », avait remarqué Isabelle lors de l'un de nos échanges. Cette évolution m'a permis de me sentir plus équilibrée et en contrôle de ma vie, m'orientant vers un avenir où je pouvais me reposer sur mes propres forces et mes capacités.

Des stratégies pour renforcer son autonomie

L'une des stratégies clés pour renforcer mon autonomie émotionnelle a été l'instauration de routines quotidiennes personnalisées. Ces routines étaient comme des ancrages dans ma vie, me fournissant un sentiment de stabilité et de maîtrise. Chaque matin, je consacrais du temps à des pratiques telles que la méditation ou l'exercice physique. Ces moments me permettaient de commencer ma journée avec un sentiment de sérénité et de force intérieure. « Ces routines te donnent-elles un sentiment de contrôle sur ta vie ? », m'avait un jour demandé Isabelle, soulignant l'importance de ces habitudes pour mon bien-être.

En plus des routines, j'ai également cherché à cultiver mes passions personnelles, tout comme Sébastien. Que ce soit la peinture, l'écriture ou toute autre activité créative, ces instants de solitude consacrés à mes intérêts personnels étaient essentiels pour renforcer mon autonomie. Ils me permettaient de me connecter avec moi-même, loin des influences et des attentes extérieures. « Quand tu te consacres à tes passions, tu sembles tellement plus épanouie », avait observé Isabelle, me rappelant l'importance de ces espaces personnels dans ma vie.

Chaque jour, je m'efforce de reconnaître mes sentiments, de réfléchir à mes réactions et d'appliquer les leçons apprises. Ce processus me permet de mieux me comprendre, de valoriser mes progrès, et de faire face à mes défis avec une plus grande confiance. « Tu es de plus en plus autonome chaque jour. C'est impressionnant de voir ton évolution », m'avait complimentée Isabelle lors d'une de nos conversations. Cette reconnaissance de mes efforts était un encouragement précieux, me motivant à poursuivre sur cette voie de l'autonomie émotionnelle.

En développant mon autonomie, j'ai non seulement renforcé mon bien-être personnel, mais aussi la qualité de mes relations. En étant moins dépendante de l'approbation et du soutien des autres, j'ai pu établir des rapports plus équilibrés et sains. « Tu ne recherches plus l'approbation des autres comme avant. Tu as vraiment grandi », m'avait dit Isabelle, reconnaissant les changements positifs dans ma façon d'interagir avec les autres. Cette autonomie nouvellement acquise a été un pilier fondamental pour construire des relations plus authentiques et satisfaisantes.

6.2 L'importance de l'indépendance

L'élaboration de mon autonomie personnelle a été une étape fondamentale dans ma guérison de la blessure d'abandon. J'ai appris l'importance de forger un chemin de vie où ma joie et mon épanouissement ne dépendent pas entièrement d'autrui. « Il est crucial que tu trouves des activités qui te plaisent, que tu puisses pratiquer seule », m'avait souligné Isabelle. Ce conseil a été le point de départ de ma quête pour découvrir mes véritables passions et intérêts. J'ai exploré diverses activités, des loisirs créatifs aux sports, en quête de ceux qui me rendaient réellement heureuse. Petit à petit, j'ai constitué une liste de passe-temps et de projets personnels qui m'apportaient un réel plaisir et une satisfaction profonde.

Dans cette exploration, j'ai pris conscience de l'importance d'avoir des hobbies et des activités indépendantes. « Lorsque tu fais quelque chose que tu aimes, sans dépendre de la présence ou de l'approbation des autres, tu renforces ta confiance en toi et ton autonomie », m'avait expliqué Isabelle. Grâce à ces activités, j'ai commencé à me sentir plus équilibrée et plus centrée. Que ce soit en peignant tranquillement chez moi, en courant dans le parc ou en lisant un livre captivant, ces moments de solitude choisie sont devenus des piliers de ma journée. Ils m'ont permis de me reconnecter avec moi-même, de me ressourcer et de me détendre, loin des tumultes des relations sociales.

L'autonomie financière et émotionnelle

L'atteinte de l'autonomie financière a été un pilier essentiel dans mon parcours vers l'indépendance personnelle, en particulier dans le cadre de ma guérison après avoir vécu une blessure d'abandon. Comprendre l'importance de cette indépendance a été un tournant pour moi. Sur les conseils avisés d'Isabelle, j'ai entrepris plusieurs démarches pour renforcer ma situation financière. Elle m'a toujours dit : « Avoir tes propres ressources financières te donnera un sentiment de sécurité et de liberté. » Ses mots ont résonné en moi, me poussant à agir.

La première étape a été la mise en place d'un budget détaillé. J'ai commencé par analyser mes dépenses pour identifier où je pouvais économiser. J'ai catégorisé mes dépenses en « nécessaires » et « superflues », réduisant ces dernières autant que possible. Cette discipline budgétaire m'a aidé à mieux comprendre mes habitudes de consommation et à prioriser mes dépenses selon mes objectifs financiers. Ensuite, je me suis concentrée sur l'apprentissage de la gestion financière. J'ai lu des livres, suivi des cours en ligne et participé à des ateliers pour améliorer mes connaissances en matière d'investissement, d'épargne et de planification financière. Cette éducation m'a permis de prendre des décisions financières plus éclairées et de planifier à long terme.

De plus, j'ai exploré de nouvelles sources de revenus. Cela a impliqué de chercher des opportunités de freelance dans mon domaine d'expertise, ainsi que d'écrire ce livre, en plus de mon premier ouvrage portant sur la dépendance affective. Chaque source de revenus supplémentaire a renforcé ma sécurité financière et m'a donné un sentiment de contrôle sur ma vie économique. Cette démarche proactive vers l'indépendance financière m'a non seulement apporté une stabilité matérielle, mais a aussi eu un impact positif sur ma confiance en moi. Je me suis sentie plus autonome, capable de prendre des décisions qui reflètent mes désirs et mes besoins, plutôt que d'être influencée par la peur de l'abandon.

Parallèlement à l'aspect financier, l'autonomie émotionnelle a été une autre pierre angulaire de mon processus de guérison. Pour y parvenir, j'ai dû apprendre à identifier, à comprendre et à gérer mes émotions de manière autonome. « Lorsque tu es capable de gérer tes émotions sans te reposer constamment sur les autres, tu renforces ton pouvoir personnel », avait souligné Isabelle. J'ai donc entrepris un travail introspectif pour reconnaître mes déclencheurs émotionnels et apprendre des techniques de gestion émotionnelle, comme la pleine conscience et la méditation. Cette démarche m'a permis de répondre à mes besoins émotionnels de manière plus saine et autonome, réduisant ainsi ma dépendance affective envers les autres.

L'intégration de ces aspects d'autonomie dans ma vie quotidienne a été transformative. J'ai appris à équilibrer mon désir d'interactions sociales avec la nécessité de prendre soin de moi-même, tant sur le plan financier qu'émotionnel. « Tu as l'air plus confiante et sûre de toi », avait remarqué Isabelle après quelques mois. En effet, l'autonomie financière et émotionnelle m'a offert une nouvelle perspective sur ma vie et mes relations. Je n'étais plus en quête constante de sécurité et d'approbation à travers les autres, car je l'avais trouvée en moi. Cette autonomie a été un pilier crucial dans ma guérison de la blessure d'abandon et a jeté les bases d'une vie plus épanouie et équilibrée.

Trouver l'équilibre entre indépendance et vie sociale

Comprendre que je pouvais être autonome tout en entretenant des relations significatives a été une révélation. « Il est possible d'avoir des liens profonds sans sacrifier ton indépendance », m'avait expliqué Isabelle lors d'une de nos nombreuses conversations. J'ai appris qu'il était essentiel de maintenir un équilibre sain entre mon espace personnel et mes interactions avec les autres. En établissant des limites claires, j'ai pu profiter des avantages des relations sociales tout en préservant mon autonomie. Cette approche m'a aidée à développer des liens plus authentiques et moins dépendants, où ma présence et mon engagement étaient des choix conscients plutôt que des besoins impulsifs.

En développant mon autonomie, ma confiance en moi a été renforcée. Chaque décision prise de manière indépendante m'a rapprochée un peu plus de ma véritable identité. « Tes choix reflètent de plus en plus qui tu es vraiment », avait observé Isabelle. Cette autonomie ne m'a pas seulement donné un sentiment de contrôle sur ma vie, mais a également contribué à diminuer ma peur de l'abandon. Je n'étais plus dans une quête perpétuelle d'approbation ou de validation externe. Au lieu de cela, je trouvais la satisfaction et la validation en moi-même, ce qui a été extrêmement libérateur. Cela m'a permis de me sentir plus enracinée dans mes décisions et mes actions, me donnant la force de poursuivre mon chemin en toute confiance.

Finalement, cet équilibre entre indépendance et vie sociale a permis d'apporter une harmonie nouvelle dans mes relations. « Tu sembles plus épanouie et moins dépendante des autres », avait remarqué Isabelle. En effet, en ayant une fondation solide d'autonomie, j'ai pu construire des relations sur une base plus égale et plus saine. Mes interactions avec les autres sont devenues plus réfléchies et moins réactives. Cela a amélioré la qualité de mes relations existantes et m'a aidée à forger de nouvelles connexions plus authentiques. En reconnaissant la valeur de mon indépendance, j'ai pu apprécier la compagnie des autres sans me sentir submergée ou effrayée par la perspective de l'abandon, ouvrant ainsi la voie à une vie sociale plus riche et plus équilibrée.

PARTIE 3 - MAINTENIR DES RELATIONS SAINES POST-GUÉRISON

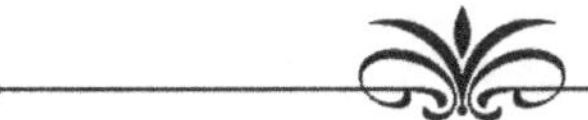

CHAPITRE 7 :
COMMUNICATION ET LIMITES

7.1 Utiliser les bonnes techniques de communication

Ma guérison de la blessure d'abandon m'a enseigné l'importance de la communication claire dans les relations. C'est devenu un principe directeur dans mes interactions avec les autres. « Il est essentiel d'être clair dans ce que tu dis et ce que tu attends », m'avait conseillé Isabelle. J'ai pris cette leçon à cœur, m'efforçant d'être explicite dans mes paroles. Que ce soit dans mes relations amicales, familiales ou amoureuses, j'ai appris à dire exactement ce que je pense et ressens, éliminant ainsi la place pour les suppositions ou les malentendus.

Dans le passé, les malentendus étaient une source fréquente de conflits dans mes relations. Je réalisais souvent, après coup, que beaucoup de ces conflits étaient dus à une communication floue ou indirecte. « Tu dois apprendre à exprimer clairement ce que tu veux », m'avait rappelé Isabelle, après un malentendu particulièrement douloureux. En prenant le temps de formuler mes pensées et mes sentiments de manière précise, j'ai pu éviter de nombreux désaccords et malentendus, rendant mes relations plus harmonieuses et moins stressantes.

La communication directe est devenue mon outil pour bâtir et entretenir des relations saines. En évitant les sous-entendus et en parlant ouvertement de mes attentes et de mes besoins, j'ai établi une base solide pour des interactions saines. « Dire ce que tu ressens réellement peut être libérateur », m'avait encouragée Isabelle lors d'une conversation sur l'importance de l'honnêteté en amitié. Cette approche a non seulement renforcé ma confiance en moi, mais a également contribué à créer un environnement de confiance et de respect mutuel dans mes relations.

Apprendre à communiquer clairement a aussi impliqué d'éviter les pièges de la communication passive ou agressive. Je me suis efforcée de trouver un équilibre, exprimant mes sentiments et mes opinions sans agressivité, mais avec suffisamment d'assurance pour être entendue et comprise. « La clé, c'est de trouver le juste milieu dans ta manière de communiquer », m'avait expliqué Isabelle. En adoptant cette approche équilibrée, j'ai pu développer des relations plus épanouissantes et moins conflictuelles.

Écouter activement pour mieux comprendre

J'ai appris que l'écoute active est un élément clé de la communication efficace. Elle implique bien plus que simplement entendre les mots de l'autre ; il s'agit d'une écoute attentive et empathique. « Dis-m'en plus à ce sujet, je veux vraiment comprendre » devenait une phrase courante dans mes échanges. En adoptant cette approche, je me suis ouverte à une compréhension plus profonde des expériences, des sentiments et des perspectives des autres. Cela a permis de créer un espace de dialogue sincère, où chacun se sentait entendu et valorisé.

Pratiquer l'écoute active signifiait aussi apprendre à lire entre les lignes, à percevoir les émotions non dites et les sous-entendus. « Tu as l'air préoccupé aujourd'hui, est-ce que tu veux en parler ? », demandais-je souvent, montrant mon intérêt et ma préoccupation pour les sentiments de l'autre. Cette attention aux détails subtils de la communication m'a aidée à mieux comprendre mes proches, renforçant ainsi les liens d'amitié et de confiance.

Dans les moments de désaccord, je prenais un instant pour écouter vraiment l'autre personne, sans interruption ni jugement. « Je vois ce que tu veux dire », répondais-je, validant leur point de vue avant d'exprimer le mien. Cette approche a souvent désamorcé les tensions et a ouvert la voie à des solutions mutuellement satisfaisantes.

En fin de compte, l'écoute active a renforcé mon sentiment de connexion avec ceux qui m'entourent. En donnant la priorité à l'écoute plutôt qu'à la réponse, j'ai pu établir des communications plus profondes et plus significatives. « Je me sens vraiment entendu quand je te parle », m'avait confié un ami, soulignant l'impact positif de cette approche sur nos rapports. Cette capacité d'écoute, développée et affinée au fil du temps, est devenue une pierre angulaire dans la construction de relations saines et durables.

Toujours s'exprimer de façon non violente

J'ai adopté l'expression non violente (ENV) pour mes interactions quotidiennes. L'ENV est une méthode de communication développée par le psychologue Marshall Rosenberg dans les années 1960. L'ENV est fondée sur le principe que la plupart des conflits entre individus ou groupes proviennent de la communication inefficace ou agressive de nos besoins et de nos sentiments. L'objectif de l'ENV est donc de favoriser une communication claire, empathique et sans jugement, qui permette à chacun de s'exprimer et d'être entendu de manière respectueuse. Elle s'articule autour de quatre composantes clés : l'observation, les sentiments, les besoins et les demandes. L'idée est d'exprimer honnêtement ce que l'on observe, ce que l'on ressent, ce dont on a besoin et ce que l'on souhaite demander, sans porter de jugement ni induire de culpabilité.

La pratique de l'ENV implique une prise de conscience de nos besoins et de nos sentiments, ainsi qu'une écoute attentive et empathique de ceux des autres. Au lieu d'employer un langage accusateur ou critique, l'ENV encourage à parler en termes de ses propres expériences et besoins. Cette approche aide à éviter les réactions défensives et à construire des relations plus authentiques et harmonieuses. L'ENV est utilisée dans divers contextes, tels que la résolution de conflits personnels et professionnels, l'éducation, la médiation et la psychothérapie. Elle vise non seulement à résoudre les différends de manière constructive, mais aussi à renforcer les liens et la compréhension mutuelle, en favorisant une culture de respect, d'écoute et de compassion.

Cette approche m'a permis de communiquer mes sentiments et mes besoins sans accuser ou blesser l'autre. « Lorsque cela se produit, je me sens anxieuse » devenait une manière courante d'exprimer mes préoccupations, en mettant l'accent sur mes émotions plutôt que sur les actions de l'autre. Cette méthode de communication respectueuse a transformé la façon dont je gérais les désaccords, en créant un espace pour des discussions ouvertes et honnêtes.

L'un des principaux avantages de l'ENV est d'éviter les accusations et les critiques qui peuvent enflammer les conflits. « Je remarque que je me sens délaissée quand nous ne passons pas de temps ensemble » permettait d'aborder un problème sans pointer du doigt l'autre personne. En exprimant mes besoins de manière constructive, j'ai pu éviter les malentendus et les réactions défensives, facilitant ainsi une résolution plus pacifique des conflits.

En utilisant l'ENV, je cherchais des solutions qui respectaient les besoins de chacun, plutôt que de gagner un argument. « Comment pouvons-nous trouver un terrain d'entente sur ce sujet ? » était une question fréquente dans mes discussions. Cette approche collaborative a encouragé le dialogue et la compréhension mutuelle, renforçant de la sorte les relations et créant un sentiment de partenariat et de respect mutuel.

L'adoption de ces techniques de communication a grandement amélioré la qualité de mes relations post-guérison. J'ai pu exprimer clairement mes besoins et comprendre ceux des autres sans conflits inutiles. « Ta façon de communiquer a vraiment changé la dynamique de notre relation », m'avait dit un ami, témoignant de l'efficacité de cette nouvelle approche. Grâce à l'ENV et à l'écoute active, j'ai pu naviguer dans mes relations avec plus de confiance et d'assurance, sachant que je disposais des outils nécessaires pour maintenir des échanges sains et respectueux.

7.2 Savoir mettre des limites et les maintenir

Il faut établir des limites claires et cohérentes pour maintenir des rapports sains, en particulier après avoir guéri de la blessure de l'abandon. J'ai appris que définir des limites n'est pas un acte d'égoïsme, mais plutôt un signe de respect envers soi-même et les autres. « Il est essentiel que tu te respectes pour que les autres te respectent », avait souligné Isabelle lors d'une conversation sur l'importance des limites. En déterminant clairement ce qui est acceptable pour moi et ce qui ne l'est pas, j'ai pu créer des relations basées sur le respect et la compréhension mutuels.

Toujours continuer à s'affirmer

L'affirmation de soi est une compétence sociale et communicative qui consiste à exprimer ses opinions, ses sentiments et ses besoins, et à défendre ses droits. Elle est basée sur le sentiment que vous êtes un individu qui a autant de valeur que tous les autres et sur une gamme d'habiletés qui vous permettront d'agir selon cette attitude dans votre vie. En vous affirmant, vous vous prévalez des droits suivants : dire « je ne sais pas », dire « non », avoir une opinion et l'exprimer, ressentir des émotions et les exprimer, prendre vos propres décisions et gérer leurs conséquences, changer vos décisions, décider comment passer votre temps. S'affirmer ne signifie pas dire non à l'autre, mais plutôt se dire oui à soi-même.

L'affirmation de soi peut être bénéfique pour vous de plusieurs façons. Elle vous permet de rester en contact avec vous-même (vos besoins, vos opinions, vos désirs, etc.) et de vivre pleinement votre individualité. Le simple fait d'exprimer à voix haute une idée la transforme. Par exemple, un problème peut perdre de son ampleur après en avoir discuté avec quelqu'un ou un projet peut prendre vie parce que les autres vont vouloir s'investir avec vous. Elle permet d'être plus spontané, de satisfaire plus facilement ses besoins lorsque l'aide des autres est nécessaire, de devenir plus intéressant, passionné et motivé, et de développer son estime et sa confiance en soi. S'affirmer devient chaque fois plus facile. L'affirmation de soi amène un comportement réciproque de la part des autres ; ainsi les relations sont enrichies et de nombreux conflits sont évités. Elle permet de diminuer ses frustrations et ses rancœurs.

Pour s'affirmer, il est important d'arrêter de penser que vous êtes inintéressant. Parlez de vous et questionnez l'autre sur des aspects plus personnels de sa vie (intérêts, expériences, anecdotes, opinions et sentiments). Cessez de vous censurer (c'est dans le partage d'expériences, et non de faits, que la relation s'enrichit). La relation avec autrui naît d'une banalité (sujet simple, connu des deux parties, n'étant pas trop délicat). Pour s'intégrer à une conversation, cessez de vous centrer sur vos craintes de rejet et écoutez. Il est difficile de participer à une conversation lorsqu'on ne se concentre que sur ce qu'on doit faire et dire soi-même. Démontrez votre intérêt par le non-verbal (regard, posture, acquiescements, mimiques et sourire).

Les limites sont une forme de protection

En établissant des limites, vous vous protégez contre les comportements et les situations qui peuvent raviver des blessures émotionnelles. Les limites sont une forme de protection qui vous permettent de vous sentir en sécurité et de préserver votre bien-être. Elles vous aident à éviter les situations qui vous rendent anxieux ou qui vous font vous sentir dévalorisé ou négligé. En définissant des limites, vous vous donnez la permission de dire non aux autres et de prendre soin de vous-même.

Les limites ne sont pas des barrières qui vous empêchent de vous lier aux autres. Au contraire, elles vous permettent de vous connecter plus profondément avec les autres en vous donnant la possibilité d'être plus authentique et plus honnête dans vos interactions. Les limites vous aident à exprimer vos besoins et vos désirs de manière claire et directe, ce qui peut renforcer vos relations et vous aider à vous sentir plus en contrôle de votre vie.

Cependant, il peut être difficile d'établir des limites, surtout si vous avez l'habitude de vous conformer aux désirs des autres. Vous avez le droit de dire non et de prendre soin de vous-même. Vous pouvez commencer par identifier les situations qui vous rendent anxieux ou qui vous font sentir dévalorisé ou négligé. Ensuite, vous pouvez établir des limites claires et directes pour vous protéger contre ces situations. Enfin, vous pouvez communiquer ces limites aux autres de manière respectueuse et honnête.

Comment maintenir ses propres limites

Maintenir ses propres limites est un aspect crucial de l'autogestion, bien que cela ne soit pas toujours facile. Il est essentiel de se rappeler qu'on a le droit de dire non et de prendre soin de soi. Personnellement, j'ai appris à évaluer régulièrement comment je me sens vis-à-vis de mes limites. Pour cela, je me pose parfois la question : « Comment te sens-tu par rapport à tes limites aujourd'hui ? » Cette introspection m'aide à déterminer si mes limites actuelles me conviennent ou nécessitent des ajustements.

Au début, j'ai identifié les situations qui provoquaient en moi anxiété, sentiment de dévalorisation ou de négligence. C'était souvent dans des contextes sociaux ou professionnels où je me sentais poussée à agir contre ma volonté. En prenant conscience de ces situations, j'ai pu établir des limites claires et directes. Par exemple, j'ai appris à refuser des tâches supplémentaires au travail lorsque je me sentais déjà surchargée, ou à dire non à des invitations sociales quand j'avais besoin de temps pour moi.

La communication de ces limites aux autres a été une étape cruciale. J'ai choisi d'exprimer mes besoins de manière respectueuse mais ferme. Par exemple, au lieu de simplement accepter des demandes par peur de déplaire, je me suis mise à expliquer mes raisons de refuser, en soulignant l'importance de respecter mon espace personnel et professionnel. Ce processus n'a pas été facile, mais avec le temps, j'ai gagné en assurance. Mes proches et mes collègues ont commencé à reconnaître et à respecter mes limites, ce qui a considérablement amélioré mes relations et mon bien-être.

En résumé, maintenir ses propres limites peut être difficile, mais cela en vaut la peine. En évaluant régulièrement vos limites, en communiquant clairement avec les autres et en vous rappelant que vous avez le droit de dire non, vous pouvez préserver votre bien-être et vivre des relations plus authentiques et équilibrées.

CHAPITRE 8 :

CONSTRUIRE ET MAINTENIR DES RELATIONS ÉQUILIBRÉES

8.1 Comment reconnaître une relation saine

C'est vraiment devenu important pour moi de savoir reconnaître une relation saine, surtout après avoir guéri de ma blessure d'abandon. Ma relation actuelle avec mon conjoint en est un parfait exemple. Cette relation s'est avérée saine et épanouissante, s'appuyant sur des principes que j'ai appris à valoriser : le respect mutuel, la confiance, la communication ouverte et le soutien inconditionnel. Isabelle avait raison lorsqu'elle m'a dit : « Une relation saine te fait te sentir valorisée, non pas diminuée. » Dans ma relation avec mon partenaire, je me sens constamment respectée et appréciée pour qui je suis.

Le respect mutuel est l'une des pierres angulaires de notre relation. Mon conjoint et moi honorons nos différences, nos espaces personnels et nos choix de vie sans jugement. Nous pratiquons une communication ouverte et honnête, où chacun peut exprimer ses pensées et ses sentiments sans crainte d'être mal compris ou rejeté. Cette transparence a renforcé notre confiance mutuelle, une confiance qui s'est avérée indispensable, surtout pour moi qui ai dû surmonter la peur de l'abandon.

De plus, le soutien inconditionnel est un autre aspect fondamental de notre relation. Mon partenaire me soutient dans mes ambitions, mes défis et mes phases de doute. Il est présent dans les moments joyeux, ainsi que lors de périodes difficiles. Cette constance dans le soutien a été cruciale pour moi. Elle a contribué à un sentiment de sécurité émotionnelle, quelque chose que je n'avais pas pleinement ressenti auparavant.

Transparence dans la communication

La communication ouverte est un élément essentiel pour établir et maintenir des relations saines. Elle consiste à partager ses besoins, ses idées et ses émotions avec honnêteté et respect, sans avoir peur d'être jugé ou rejeté par l'autre. « Dans une relation saine, tu n'as pas à te censurer, tu peux tout dire », m'avait dit Isabelle un jour. Cette transparence permet de renforcer la confiance et la complicité entre les personnes impliquées dans la relation, et de créer un climat où chacun se sent écouté et valorisé.

La communication ouverte n'est pas toujours facile à mettre en pratique. Elle demande du courage, de la patience et de la bienveillance. Il faut oser se montrer vulnérable, exprimer ses sentiments, même les plus difficiles, et accepter de recevoir le feedback de l'autre. Il faut aussi savoir écouter activement, sans interrompre, sans juger, sans donner de conseils non sollicités. Il faut enfin respecter le point de vue de l'autre, même s'il est différent du nôtre, et chercher à le comprendre plutôt qu'à le convaincre.

La communication ouverte a de nombreux bénéfices pour la qualité des relations. Elle favorise la résolution des conflits, en permettant d'exprimer les problèmes et de trouver des solutions ensemble. Elle renforce l'estime de soi, en donnant l'opportunité de se faire entendre et de se sentir respecté. Elle stimule la créativité, en encourageant l'échange d'idées et de perspectives. Elle nourrit l'intimité, en facilitant le partage des émotions et des expériences.

La communication ouverte est donc une compétence relationnelle précieuse, qui s'apprend et se développe avec le temps. Elle nécessite de la pratique, de la réflexion et de l'adaptation. Elle implique aussi de choisir les moments et les moyens les plus appropriés pour communiquer, en tenant compte du contexte, de l'interlocuteur et de l'objectif. Elle suppose enfin de rester authentique, de communiquer avec sincérité et cohérence, sans chercher à manipuler ou à impressionner l'autre.

Le respect mutuel

Le respect mutuel est un principe fondamental pour construire et préserver des relations saines. Il implique de reconnaître la valeur et la dignité de chaque individu, sans chercher à le dominer ou à le manipuler. Chaque personne est considérée comme un partenaire égal, avec ses propres points de vue, envies et attentes. « Respecter l'autre, c'est aussi respecter son espace et ses décisions », me rappelait souvent Isabelle. Ce respect est la base d'une relation harmonieuse et enrichissante.

Le respect mutuel se manifeste de différentes façons dans une relation. Il se traduit par des gestes de politesse, de courtoisie et de gratitude. Il se reflète dans le langage, le ton et le regard. Il se démontre par des actions de soutien, d'encouragement et de reconnaissance. Il se révèle par des attitudes de tolérance, de compréhension et de pardon. Il se maintient par des efforts de dialogue, de compromis et de fidélité.

Le respect mutuel a de nombreux avantages pour la santé des relations. Il prévient les abus, les violences et les conflits. Il protège l'autonomie, la liberté et l'identité de chaque personne. Il favorise l'épanouissement, le bonheur et le bien-être de chacun. Il renforce la solidarité, l'amitié et l'amour entre les personnes. Il contribue à la stabilité, la durabilité et la qualité de la relation.

Le respect mutuel est donc une valeur essentielle, qui se cultive et se transmet avec le temps. Il requiert de la volonté, de l'humilité et de la générosité. Il suppose de se respecter soi-même, de s'accepter tel que l'on est et de se faire confiance. Il exige de respecter l'autre, de l'accepter tel qu'il est et de lui faire confiance. Il implique de respecter la relation, de l'accepter telle qu'elle est et de lui faire confiance.

Se soutenir pour mieux s'épanouir

Le soutien inconditionnel et la confiance sont des ingrédients indispensables pour vivre et conserver des relations saines. Cela implique de ne pas seulement partager les moments de joie, mais aussi les moments de peine. « Une relation saine est un lieu où tu te sens en sécurité », me confiait Isabelle. La confiance se développe avec le temps et repose sur la constance et la crédibilité des actes et des mots.

Le soutien inconditionnel et la confiance se traduisent par des comportements de bienveillance, d'empathie et de loyauté. Il s'agit de se montrer attentif, compréhensif et solidaire envers l'autre, sans le juger, le critiquer, ou le trahir. Il s'agit aussi de se faire confiance mutuellement, sans se mentir, se cacher, ou se surveiller. Il s'agit enfin de se respecter mutuellement, sans se blesser, se rabaisser, ou se tromper.

Une relation saine favorise l'épanouissement mutuel. Elle incite chaque personne à se dépasser, à découvrir et à accomplir ses aspirations. « Tu devrais te sentir libre de suivre tes rêves et tes passions », me suggérait Isabelle. Ces relations embellissent nos existences, nous rendent plus heureux et plus équilibrés, sans dépendre exclusivement de l'autre pour notre satisfaction et notre bien-être.

L'épanouissement mutuel se manifeste par des actions de stimulation, d'inspiration et de valorisation. Il s'agit de se motiver, se conseiller et se féliciter mutuellement, sans se décourager, se freiner, ou se jalouser. Il s'agit aussi de se soutenir, de se compléter et de se renforcer mutuellement, sans se nuire, se concurrencer, ou se diminuer. Il s'agit enfin de se reconnaître, de se célébrer et de se remercier mutuellement, sans se négliger, se banaliser, ou se tenir pour acquis.

En conclusion, reconnaître une relation saine implique d'évaluer si la relation apporte de la richesse, du respect et du bonheur dans notre vie. C'est un processus d'apprentissage permanent, mais indispensable pour préserver des relations harmonieuses et épanouissantes.

8.2 Comment faire durer la relation lorsqu'elle est saine

Nourrir la relation continuellement est une condition nécessaire pour garder une relation saine sur la durée. « Une relation est comme un jardin ; elle a besoin d'être arrosée, désherbée et embellie régulièrement », m'avait enseigné Isabelle. Cela implique de consacrer du temps et de l'énergie à la relation, de ne pas la négliger ni de la tenir pour acquise, et de la faire évoluer avec le temps.

Cela se traduit par des gestes de tendresse, d'affection et de surprise. Il s'agit de se câliner, de se complimenter et de s'offrir des cadeaux, sans attendre d'occasion spéciale ni de retour. Il s'agit aussi de se dire « je t'aime », de se remercier et de se pardonner, sans se lasser ni se blesser. Il s'agit enfin de se faire rire, de se divertir et de se faire plaisir, sans se forcer ni s'ennuyer.

Nourrir la relation continuellement se reflète également par des moments de qualité, de partage et de découverte. Il s'agit de se parler, de s'écouter et de se confier, sans se presser ni se couper. Il s'agit aussi de se soutenir, de s'entraider et de se conseiller, sans se juger ni se critiquer. Il s'agit enfin de se projeter, de s'engager et de se renouveler, sans se figer ni se quitter.

Il s'agit donc d'une démarche volontaire, consciente et créative, qui se fait au quotidien. Elle requiert de l'attention, de la générosité et de la fantaisie. Elle suppose de se connaître, de se reconnaître et de se surprendre. Elle exige de s'aimer, se respecter et se désirer. Elle implique de vivre, de grandir et de s'épanouir ensemble.

On évolue avec le temps

Reconnaître que les relations évoluent avec le temps est un signe de maturité et de sagesse. Les besoins, les désirs et les circonstances ne sont pas figés, mais fluctuent au fil du temps, et la relation doit savoir s'ajuster pour rester saine. « Savoir s'adapter et se remettre en question est indispensable », me répétait Isabelle. Accepter et accueillir ces changements, sans les craindre ni les rejeter, tout en préservant les valeurs fondamentales de la relation, est primordial pour sa pérennité.

Il s'agit de se montrer intéressé, attentif et ouvert à l'autre, sans le tenir pour acquis ni le négliger. Il s'agit aussi de se parler, de s'écouter et de se comprendre, sans se taire ni s'imposer. Il s'agit enfin de se respecter, de se faire confiance et de se soutenir, sans se contrôler ni se limiter. Il faut se découvrir, se surprendre et se séduire, sans se lasser ni s'ennuyer. Il s'agit aussi de se partager, de se donner et de se recevoir, sans se perdre ni s'oublier. Il s'agit enfin de se renouveler, de se projeter et de s'engager, sans se figer ni se quitter.

Reconnaître que les relations évoluent avec le temps est donc une démarche consciente, volontaire et positive, qui se fait au quotidien. Elle requiert de l'attention, de la générosité et de la créativité. Elle suppose de se connaître, de se reconnaître et de se faire confiance. Elle exige de connaître l'autre, de le reconnaître et de lui faire confiance. Elle implique de connaître la relation, la reconnaître et lui faire confiance.

Toujours cultiver la confiance envers l'autre

La confiance et la communication sont les piliers sur lesquels repose une relation durable. Il est essentiel de continuer à construire et à renforcer la confiance entre les partenaires, en se montrant cohérents et fiables dans leurs actions. Cela permet de créer un climat de sécurité et de respect mutuel, où chacun se sent valorisé et soutenu. De même, il est important de maintenir une communication ouverte et honnête, qui favorise la compréhension et la complicité. « Parler ouvertement de vos sentiments et de vos préoccupations est vital », insistait Isabelle. « Cela permet de partager vos besoins, vos attentes, vos craintes, vos joies, et de vous sentir écoutés et compris. »

Mais la confiance et la communication ne se font pas du jour au lendemain. Elles nécessitent du temps, de la patience, de l'écoute, du dialogue, et parfois du compromis. Il faut savoir accepter les différences, les faiblesses, les erreurs, et les pardonner. Il faut aussi savoir se remettre en question, reconnaître ses torts et s'excuser. Il faut enfin savoir exprimer sa gratitude, sa reconnaissance, son admiration, et ses sentiments. « La confiance et la communication sont comme des muscles, il faut les entraîner régulièrement », expliquait Isabelle. « Cela demande des efforts, mais cela en vaut la peine. »

Tout ceci nous permet de nous sentir plus confiants, plus épanouis, plus proches de notre partenaire. Elles renforcent aussi la solidité et la durabilité de la relation, en la protégeant des crises, des conflits, des tentations, et des ruptures. « La confiance et la communication sont les clés d'une relation réussie », concluait Isabelle. « Elles sont le ciment qui unit les partenaires, et le moteur qui les fait avancer ensemble. »

Résoudre les conflits de façon constructive

Les conflits font partie intégrante de toute relation. Il est impossible de les éviter complètement, car ils sont le reflet des différences, des besoins, des attentes, et des émotions de chacun. Cependant, la façon dont les conflits sont gérés peut avoir un impact positif ou négatif sur la relation. Approcher les conflits de manière constructive, avec l'objectif de trouver une solution mutuellement satisfaisante, renforce la relation. « Voir les conflits comme des opportunités de croissance peut être très bénéfique », m'avait conseillé Isabelle. « Cela permet de mieux se connaître, de mieux comprendre son partenaire, et de renforcer le lien qui vous unit. »

Mais pour gérer les conflits de manière constructive, il faut respecter certaines règles. Il faut d'abord accepter le conflit comme une réalité inévitable, et non comme un signe d'échec ou de rupture. Il faut ensuite écouter activement son partenaire, sans le juger, le critiquer, ou le blâmer. Il faut également exprimer ses sentiments, ses besoins et ses demandes, sans agresser, accuser, ou menacer. Il faut enfin chercher à comprendre le point de vue de l'autre, sans imposer le sien, et trouver un terrain d'entente, sans faire de concessions forcées. « Gérer les conflits de manière constructive demande de la maturité, de la patience et de la bienveillance », m'avait expliqué Isabelle. « Cela demande aussi de la confiance, de la communication et du respect. »

La gestion constructive des conflits a de nombreux avantages pour la relation. Elle permet de résoudre les problèmes, de prévenir les frustrations et de diminuer les tensions. Elle permet également de développer des compétences relationnelles, comme l'empathie, la tolérance et la coopération. Elle permet enfin de renforcer la complicité, la solidarité et l'harmonie entre les partenaires. « La gestion constructive des conflits est un facteur de réussite et de bonheur dans la relation », m'avait confié Isabelle. « Elle est le signe d'une relation saine, équilibrée et durable. »

Prendre du temps pour soi

Prendre du temps pour soi est une nécessité dans toute relation. Il ne faut pas négliger son indépendance et son identité, même si la relation est importante. « Passer du temps seul et poursuivre vos propres intérêts est essentiel pour une relation équilibrée », disait Isabelle. Cela permet à chaque personne de se ressourcer, de se découvrir et de se réaliser. Cela apporte également de la richesse à la relation, en créant de la diversité, de la curiosité et de l'admiration.

Mais prendre du temps pour soi ne signifie pas s'isoler ou se désintéresser de son partenaire. Il faut aussi prendre du temps pour la relation, pour la célébrer et l'apprécier. Reconnaître et être reconnaissant pour les aspects positifs de la relation, célébrer les anniversaires, les réussites, et même les petites victoires quotidiennes renforce le lien et la joie partagée. « Prendre le temps d'apprécier ce que vous avez construit ensemble est un ingrédient clé pour une relation durable », m'avait rappelé Isabelle. Cela permet de se souvenir des raisons pour lesquelles vous vous êtes choisis, de vous féliciter pour le chemin parcouru et de vous réjouir pour l'avenir.

En somme, faire durer une relation saine implique un équilibre entre le temps pour soi et le temps pour la relation. Cela suppose aussi un engagement actif et une volonté d'investir dans la relation. Cela signifie travailler ensemble, grandir ensemble et continuer à nourrir et à chérir le lien que vous avez créé. Cela demande des efforts, mais cela en vaut la peine.

CHAPITRE 9 :
ACCEPTER SA BLESSURE DE L'ABANDON

9.1 Mon processus de guérison

Je suis toujours en processus de guérison, mais je peux affirmer haut et fort que je suis sur la bonne voie. J'ai dû affronter le fait que cette blessure, bien que guérie dans une certaine mesure, resterait une partie de moi pour le reste de mon existence. La vraie guérison ne consistait pas à effacer cette blessure, mais plutôt à apprendre à vivre avec elle, à l'accepter comme un aspect de mon histoire personnelle.

La reconnaissance et l'acceptation de ma blessure d'abandon ont été des étapes fondamentales. Au début, j'avais tendance à nier son existence ou à minimiser son impact sur ma vie. Cependant, en discutant avec des personnes de confiance et en suivant une thérapie, j'ai commencé à comprendre et à accepter cette blessure comme une réalité. Cette prise de conscience n'a pas été simple, mais elle était nécessaire pour avancer. Elle m'a aidée à identifier comment cette blessure influençait mes choix et mes relations.

En parallèle, j'ai travaillé sur la construction de ma confiance en moi et l'établissement de limites saines dans mes interactions avec les autres. J'ai appris à reconnaître les situations qui pouvaient raviver ma peur de l'abandon et à y répondre de manière plus positive. Construire des relations équilibrées, notamment avec mon conjoint actuel, est devenu essentiel pour moi. Dans cette relation, je me sens respectée et valorisée, ce qui était crucial pour ma guérison.

J'ai également dû développer une plus grande compassion envers moi-même, en combattant les sentiments de culpabilité et d'insuffisance souvent liés à la blessure de l'abandon. J'ai adopté des activités qui renforçaient mon estime de moi et mon autonomie, comme des hobbies créatifs ou des activités physiques.

Cette guérison ne signifie pas que la blessure a disparu ; elle signifie plutôt que j'ai appris à vivre avec cette partie de moi. J'ai compris que, même si cette blessure fait partie de mon existence, elle ne me définit pas entièrement. Avec du temps, de la patience et du soutien, j'ai pu la transformer en une source de force et de résilience.

9.2 La blessure de l'abandon fait partie de nous

Reconnaître la présence de la blessure de l'abandon est une étape fondamentale pour entamer le processus de guérison. Accepter cette blessure, avec toutes ses implications, commence par une introspection honnête. Isabelle, au cours de nos nombreuses discussions, m'a toujours encouragée à reconnaître cette blessure en moi. Elle m'a fait comprendre que cette reconnaissance n'est en aucun cas un signe de faiblesse, mais plutôt un acte de courage.

Comprendre l'impact de la peur de l'abandon sur nos choix et nos comportements est essentiel. Cette blessure peut avoir teinté de multiples facettes de notre vie, depuis nos relations amoureuses jusqu'à nos interactions sociales. En acceptant son existence, nous sommes mieux préparés à identifier les schémas qui en découlent. Cela nous donne la possibilité de les remettre en question, de les comprendre et de travailler activement sur leur transformation.

Ce processus de reconnaissance n'est pas seulement un acte individuel, mais aussi une étape vers la compréhension de soi et des autres. En reconnaissant la présence de cette blessure, nous pouvons également développer une compassion plus profonde envers nous-mêmes et envers ceux qui partagent notre chemin. C'est le début d'un voyage de guérison qui peut nous mener vers des relations plus saines et une compréhension plus profonde de nous-mêmes.

Comprendre son origine

Comme je l'ai mentionné plus tôt, il ne faut pas nier l'origine de sa blessure de l'abandon. Dans mon propre parcours, cela m'a conduit à réfléchir attentivement à mon enfance et à mes expériences relationnelles passées. Cela m'a aidé à identifier les moments spécifiques et les situations qui ont contribué à ma peur profonde de l'abandon. Je me souviens que mon thérapeute m'avait expliqué l'importance de cette démarche en me disant : « Parfois, remonter à la source peut être douloureux, mais c'est nécessaire pour avancer. »

Cette quête d'origine m'a plongé dans un voyage intérieur où j'ai revisité des souvenirs du passé, cherchant à comprendre comment ils ont façonné ma perception du monde. « C'est un voyage nécessaire pour guérir », avait souligné mon thérapeute. Je reconnais que cette réflexion peut être difficile à entreprendre, mais elle est essentielle pour notre croissance personnelle. En établissant des liens entre les expériences de mon enfance et mes peurs actuelles, j'ai commencé à trouver un sens à mes émotions et à les considérer sous un nouvel angle.

Malgré la douleur initiale que cette exploration peut susciter, elle représente une étape cruciale vers la croissance émotionnelle. En comprenant profondément nos origines émotionnelles, nous pouvons mieux contextualiser nos peurs et les voir sous un jour différent. Cette perspective éclairée nous permet d'affronter nos démons intérieurs avec plus de compassion envers nous-mêmes, ouvrant ainsi la voie à une guérison et à une transformation profonde.

L'accepter sans se blâmer

Accepter la blessure de l'abandon est un processus qui englobe bien plus que la simple reconnaissance de son existence. Il implique également de se défaire du fardeau du blâme, qu'il soit dirigé envers soi-même, envers ses parents, ou envers ses partenaires précédents. Isabelle m'avait inculqué une leçon cruciale en me rappelant que « se blâmer soi-même ou blâmer les autres ne fait que perpétuer la souffrance ». C'est une vérité qui résonne profondément. En optant pour le chemin du pardon et de la compassion, non seulement envers soi-même, mais aussi envers ceux qui ont pu contribuer à nos blessures, nous commençons à alléger le poids de cette douleur qui nous habite.

Accepter la blessure de l'abandon va au-delà de la simple acceptation ; c'est l'intégrer dans notre identité, tout en évitant de la laisser définir intégralement qui nous sommes. Isabelle me l'a si bien expliqué : « Cette blessure fait partie de toi, mais elle n'est pas la totalité de ton être. » Reconnaître cette blessure nous offre un moyen de mieux appréhender nos réactions et nos émotions, et nous permet d'agir avec davantage de conscience et de contrôle sur notre propre vie. C'est un processus qui nous permet de nous reconnecter à nous-mêmes, en nous autorisant à évoluer au-delà de nos blessures, tout en les honorant comme une part inextricable de notre histoire émotionnelle.

J'ai quand même appris de cette blessure

La leçon que nous pouvons tirer de notre blessure d'abandon est d'une valeur inestimable. Elle transcende les simples contours de la douleur et de la souffrance pour nous offrir un chemin vers la résilience, la compassion et une compréhension plus profonde des intrications des rapports humains. Isabelle, avec sa bienveillance et sa perspicacité, m'avait prodigué des encouragements qui résonnent encore aujourd'hui : « Chaque épreuve que tu as traversée t'a rendue plus forte et plus sage. » Ses mots révèlent une perspective transformante. En acceptant pleinement notre blessure et en en apprenant les leçons, nous sommes capables de convertir nos expériences douloureuses en sources de force et de croissance personnelle.

Ce processus d'acceptation de notre blessure d'abandon est en réalité une quête complexe et profonde. Elle comprend une série d'étapes cruciales, notamment la reconnaissance initiale de la blessure elle-même, la compréhension des origines et des impacts de cette blessure sur notre vie, le pardon envers nous-mêmes et les autres pour les rôles qu'ils ont pu jouer, ainsi que l'intégration de cette blessure dans notre identité sans qu'elle ne nous définisse entièrement. Chacune de ces étapes est une pierre angulaire de notre voyage vers une meilleure connaissance de soi et vers la construction d'une vie plus équilibrée et épanouissante.

C'est dans cette transformation, où la douleur devient une source d'apprentissage et de croissance, que nous découvrons la véritable signification de la résilience et de la sagesse. Cette perspective nous offre une lueur d'espoir dans notre quête de bien-être émotionnel et relationnel. Elle nous rappelle que, malgré les défis et les blessures du passé, nous avons la capacité de nous épanouir et de devenir des êtres plus forts, plus compatissants et plus conscients de nous-mêmes.

9.3 Éduquer les autres pour continuer à guérir

L'un des éléments cruciaux pour poursuivre le processus de guérison de la blessure d'abandon réside dans la volonté de partager son expérience avec d'autres personnes. Isabelle, avec sa sagesse éclairée, m'avait prodigué un précieux conseil en me disant : « En partageant ouvertement ce que tu as traversé, tu apportes non seulement un éclairage aux autres, mais tu nourris également ton propre cheminement de guérison. » Guidée par cette perspective, j'ai entrepris le voyage de l'ouverture en partageant mes expériences avec mes amis, ma famille, et même occasionnellement avec des collègues. En faisant cela, j'ai réalisé que je sensibilisais mon entourage à la réalité de la blessure d'abandon, et je renforçais aussi ma compréhension et mon acceptation de cette blessure profonde.

Le partage de mon vécu s'est avéré être un moyen puissant d'établir des connexions authentiques avec les autres. Il a ouvert la voie à des discussions significatives et a permis à ceux qui m'entourent de mieux comprendre les défis que je traversais. Plus important encore, cela a créé un espace d'empathie et de soutien mutuel, contribuant ainsi à briser le cycle de l'isolement qui accompagne souvent les blessures émotionnelles. Le simple fait de pouvoir exprimer ce que je ressentais et de recevoir une écoute bienveillante a renforcé ma conviction que la guérison était possible.

Éduquer, oui, mais avec empathie

Éduquer les autres sur la blessure d'abandon est une entreprise qui requiert une approche teintée d'empathie et de patience. Un membre bienveillant de mon groupe de soutien m'avait rappelé avec justesse que chaque individu évolue à son propre rythme en matière de compréhension. Cette leçon est restée gravée en moi, et j'ai rapidement compris qu'il était essentiel d'aborder ce sujet sensible avec douceur, en utilisant mon expérience comme point de départ, tout en évitant les jugements ou les généralisations hâtives. Cette approche délicate a ouvert la voie à des dialogues constructifs et a grandement contribué à permettre à mes proches de mieux saisir les nuances de ce que je vivais.

Au cœur de l'éducation sur la blessure d'abandon, il y a un principe fondamental : encourager une communication ouverte et honnête. J'ai souvent répété à mes amis et à ma famille : « Si tu as des questions ou des inquiétudes, n'hésite pas à m'en parler. » Cette invitation à la discussion a eu pour effet de créer un environnement où chacun se sentait libre d'aborder le sujet sans crainte de jugement. Cette ouverture a grandement favorisé une meilleure compréhension mutuelle et a renforcé les liens entre nous.

De plus, l'éducation sur la blessure d'abandon ne consiste pas seulement à expliquer ce que c'est, mais aussi à partager les moyens par lesquels on peut apporter un soutien efficace. Cela inclut l'importance d'écouter activement, d'offrir un soutien émotionnel, et de respecter les limites de la personne concernée. En aidant mes proches à comprendre comment ils pouvaient être présents pour moi de manière positive, j'ai contribué à créer un réseau de soutien solide et bienveillant.

En fin de compte, l'éducation sur la blessure d'abandon est un processus continu qui demande de la patience, de la sensibilité et de la persévérance. C'est une démarche qui favorise non seulement la sensibilisation à un problème souvent méconnu, mais qui renforce également les relations en favorisant une communication ouverte et empathique. Cette approche bienveillante contribue à briser les stigmates associés aux blessures émotionnelles et à créer un monde où l'empathie et le soutien mutuel sont au cœur de notre interaction avec les autres.

Se soutenir en groupe

L'exploration de mon chemin de guérison m'a également ouvert les yeux sur l'importance cruciale de bâtir un réseau de soutien solide. Isabelle, avec son habituelle sagesse, m'avait suggéré que « parfois, partager avec quelqu'un qui vit la même chose peut être très libérateur ». C'est ainsi que j'ai pris la décision de m'impliquer activement dans des groupes de discussion et de rejoindre des forums en ligne consacrés à la thématique de la blessure d'abandon. Ces espaces se sont rapidement révélés bien plus que de simples lieux d'échange. Ils étaient en réalité des oasis de compréhension mutuelle, de soutien inconditionnel et de solidarité.

J'ai pu partager librement mes expériences, mes peurs et mes défis avec des personnes qui vivaient des situations similaires. L'effet libérateur de cette connexion avec des individus qui comprenaient vraiment ce que je ressentais était indéniable. C'était un espace où les masques pouvaient tomber, où l'authenticité était encouragée, et où l'on se sentait enfin entendu et compris. J'ai appris énormément en écoutant les récits et les conseils des autres participants. Les échanges enrichissants qui avaient lieu dans ces forums étaient éducatifs, mais aussi empreints d'une profonde bienveillance.

Ces groupes de soutien et ces forums en ligne ont joué un rôle essentiel dans mon parcours de guérison. Ils m'ont offert un espace sûr pour partager et pour trouver le réconfort dans la communauté. Ils ont contribué à briser l'isolement que l'on peut ressentir lorsque l'on fait face à une blessure émotionnelle, et ils ont renforcé ma conviction que la guérison est possible quand on est entouré de personnes bienveillantes qui comprennent nos luttes. Grâce à ces expériences, j'ai pu construire un réseau de soutien précieux qui continue d'être une ressource inestimable dans mon cheminement vers la guérison et l'épanouissement personnel.

On continue toujours à apprendre

Un thérapeute m'avait un jour fait réaliser que « chaque conversation est une occasion d'en apprendre plus sur toi-même et sur les autres ». Cette notion a profondément enrichi ma démarche d'éducation et d'ouverture à la compréhension mutuelle. En demeurant ouverte à de nouvelles perspectives, en partageant mon vécu et en continuant à apprendre des autres, j'ai pu non seulement entretenir ma propre guérison, mais aussi aider ceux qui m'entourent à mieux saisir les complexités de cette blessure profonde.

Il est essentiel de comprendre que ce processus d'éducation est fluide et en constante évolution. Chaque interaction, chaque échange d'expérience, apporte de nouvelles couches de compréhension et d'empathie. Cela signifie également que l'apprentissage n'est pas unilatéral, il s'agit plutôt d'un échange dynamique où chacun peut bénéficier des connaissances et des perspectives des autres. À travers ces conversations, j'ai pu élargir mon horizon et approfondir ma réflexion sur ma blessure d'abandon.

En résumé, l'éducation des autres sur la blessure d'abandon est une étape cruciale dans le processus de guérison. Elle va bien au-delà de la simple sensibilisation ; elle favorise la communication, le soutien mutuel, et encourage une croissance personnelle continue. C'est un voyage qui nous rappelle que l'apprentissage ne s'arrête jamais et que chaque interaction est une opportunité de grandir, de se connecter avec les autres et de renforcer notre propre résilience émotionnelle.

CHAPITRE 10 :
AUTO-ÉVALUATION – EST-CE QUE JE PORTE LA BLESSURE DE L'ABANDON ?

Ce questionnaire est conçu comme un outil d'autoréflexion et n'est pas destiné à remplacer une évaluation professionnelle. Toutefois, il peut servir de point de départ pour une exploration plus approfondie de vos relations et de votre comportement émotionnel. Les questions couvrent divers aspects de la dépendance affective, tels que la recherche de validation, la peur de l'abandon, et la priorisation des besoins des autres.

Il est recommandé d'aborder ce questionnaire avec honnêteté et ouverture d'esprit. Prenez votre temps pour réfléchir à chaque question et à vos réponses. Rappelez-vous qu'il n'y a pas de réponses « correctes » ou « incorrectes » ; ce questionnaire vise plutôt à stimuler une introspection personnelle qui peut vous guider vers une meilleure compréhension de vous-même et de vos relations.

Après avoir rempli le questionnaire, prenez un moment pour réfléchir aux réponses que vous avez fournies. Cela peut vous aider à identifier les domaines dans lesquels vous pourriez travailler pour développer des relations plus équilibrées et saines.

Recherche de validation

- Est-ce que je recherche constamment l'approbation des autres pour me sentir bien dans ma peau ?

- Ai-je du mal à prendre des décisions sans avoir l'avis de quelqu'un d'autre ?

Peur de l'abandon

- Est-ce que je ressens une anxiété intense à l'idée d'être séparé(e) de certaines personnes ?

- Ai-je tendance à m'accrocher à des relations, même lorsque je sais qu'elles ne sont pas bénéfiques pour moi ?

Priorisation des besoins des autres

- Est-ce que je néglige souvent mes besoins pour satisfaire ceux des autres ?

- Ai-je tendance à me sentir coupable lorsque je consacre du temps à mes intérêts ?

Dépendance émotionnelle

- Ma bonne humeur dépend-elle fortement de la présence ou de l'attention d'une personne spécifique ?

- Est-ce que je me sens incomplet(e) ou perdu(e) lorsque je suis seul(e) ?

Sacrifices personnels

- Est-ce que je fais régulièrement des sacrifices personnels qui vont à l'encontre de mes valeurs ou de mon bien-être pour maintenir une relation ?

- Ai-je tendance à tolérer des comportements qui me sont normalement inacceptables pour éviter un conflit ou une rupture ?

Auto-perception

- Est-ce que mon estime de moi est fortement liée à la façon dont les autres me perçoivent ?

- Ai-je du mal à me sentir digne d'amour ou d'attention en l'absence de reconnaissance externe ?

Réactions en cas de conflits ou de séparation

- Comment réagis-je face aux conflits ou à la perspective d'une séparation ? Est-ce que j'éprouve une détresse disproportionnée ?

Comportements dans les relations

- Dans mes relations, suis-je souvent le/la donneur/se sans recevoir en retour de manière équivalente ?

- Ai-je des attentes irréalistes vis-à-vis de mes partenaires, amis ou membres de la famille ?

Après avoir répondu à ces questions, prenez un moment pour réfléchir sur vos réponses.

Identifiez les domaines où vous pourriez avoir des tendances dépendantes et pensez aux étapes que vous pourriez entreprendre pour développer une plus grande indépendance émotionnelle et un meilleur équilibre dans vos relations.

CONCLUSION

Dans ce livre, j'ai eu l'opportunité de partager en toute honnêteté mon expérience, ainsi que les enseignements inestimables que j'ai acquis grâce à des personnes formidables telles qu'Isabelle. Les pages qui suivent sont imprégnées de réflexions, de leçons, et de conseils précieux qui ont émergé de mon propre parcours de guérison de la blessure d'abandon. Voici un résumé des principaux axes que j'ai explorés, des idées qui ont façonné ma compréhension et qui ont contribué à me conduire vers une vie plus épanouissante et équilibrée.

Accepter la blessure d'abandon est le point de départ essentiel de tout processus de guérison. Cela implique la reconnaissance de ces cicatrices émotionnelles, parfois profondément enfouies, et la volonté de les accueillir avec une compassion infinie. C'est un acte d'authenticité envers soi-même qui nous permet de commencer à réparer les brisures internes.

Le pouvoir de la connexion et du soutien prend ensuite tout son sens. Dans notre cheminement, nous découvrons que la connexion avec d'autres êtres humains, qui partagent nos expériences et comprennent nos défis, est d'une importance capitale. Lorsque nous trouvons un groupe de confiance, il nous offre un réconfort immense, un lieu où nous pouvons nous exprimer sans retenue et découvrir des perspectives nouvelles sur notre propre expérience.

Renforcer l'estime de soi devient alors une étape cruciale. Nous apprenons que le respect de soi, la valorisation de nos qualités et la reconnaissance de nos imperfections sont autant de moyens pour développer une image de soi positive et une confiance en nos capacités.

Construire l'autonomie émotionnelle est un autre pilier de notre cheminement. Cela implique la reconnaissance et la gestion saine de nos émotions, ainsi que le développement d'une indépendance émotionnelle et financière. C'est un pas vers une vie équilibrée et autonome.

La communication et le respect des limites sont essentiels dans toutes nos relations. Apprendre à s'exprimer clairement et à écouter activement transforme nos interactions. Ces compétences favorisent la compréhension mutuelle et renforcent nos liens avec les autres.

Le maintien de relations équilibrées est une quête vers l'égalité et le respect mutuel dans nos interactions avec autrui. L'équilibre entre l'indépendance et la vie sociale est un défi qui peut créer des liens durables et nourrissants.

Accepter sa blessure d'abandon est un processus fondamental. Nous comprenons que la blessure fait partie de notre histoire, mais qu'elle ne nous définit pas entièrement. Nous apprenons à vivre avec elle et à l'utiliser comme un catalyseur de croissance personnelle.

Le chemin vers la guérison continue est une réalité que nous embrassons pleinement. Ce voyage est parsemé d'obstacles, mais il offre également des opportunités précieuses de croissance et d'épanouissement. La compréhension de soi, la compassion envers soi-même et des relations équilibrées deviennent des éléments centraux de notre vie.

En conclusion, la guérison de la blessure d'abandon ouvre la porte vers une vie plus épanouie, où l'estime de soi, les relations saines et l'autonomie émotionnelle sont à portée de main. Ce livre, je l'espère, vous apportera des outils et des perspectives pour votre propre cheminement vers la guérison. N'oubliez jamais que vous n'êtes pas seul(e) dans cette démarche, que chaque étape compte, et que la guérison est possible. Une vie plus équilibrée et satisfaisante vous attend, et je vous encourage à l'embrasser avec confiance et détermination.